看護技術 DVD学習支援シリーズ

新人ナース・指導者必携！
安全で確かな与薬 ①

【監修】
日本看護協会教育委員会

JN303783

インターメディカ

発刊にあたって

日本看護協会常任理事　廣瀬 千也子

このたび、日本看護協会教育委員会では、
「新人ナース・指導者必携！　看護技術 DVD学習支援シリーズ」 を作成いたしました。
私どもが、このような教材を作成したいと考えたのは、以下の理由からです。

● 平成16年度・厚生労働省の「新人看護職員の臨床実践能力の向上に関する検討会」
報告書により、新人が卒後1年間で備えるべき看護技術や到達目標が示されました。
しかし、何をどのように教えたらよいのか、臨床現場で使える教材がほしいという声が、
本会に多く寄せられました。そのためには、新人指導の標準化が必要です。現在、
各医療機関では、精力的に新人研修を行っていますが、教え方は施設によりさまざ
まです。指導内容の標準化は、緊急の課題です。

本シリーズは、紙媒体による標準テキストとDVDによる映像教材を合わせた、看護技術
が見て学べる斬新なメディアミックス教材です。

DVD:　看護技術の実際の動きを見て、イメージ化することができます。
　　　　臨床場面で先輩看護師から教わるように、実際に「見て」「リアルに」学ぶこ
　　　　とができます。

テキスト: 紙媒体である標準テキストには、カラー写真や図表を多く掲載し、
　　　　看護技術のポイントがひと目でわかる構成です。

テキストには、「目的・適応」「到達目標」「実施のフローチャート」「看護技術の
基礎知識（GENERAL INFORMATION）」「カラー写真による実施手順」を掲載し、
さらに「POINT」を押さえ、「STUDYING」で知識を深めます。

このように本シリーズは、標準テキストにDVD（動画）を組み合わせ、
知識を確実に定着させる活用しやすい体系的なシステムを実現しました。

本シリーズは、本会教育委員の先生方を中心に、教育・臨床の場より多くの皆様に
絶大なご尽力をいただきました。
臨床現場の指導者・新人の皆様、教育機関、スタッフの方々に、
広くご活用いただけるよう心より願っております。

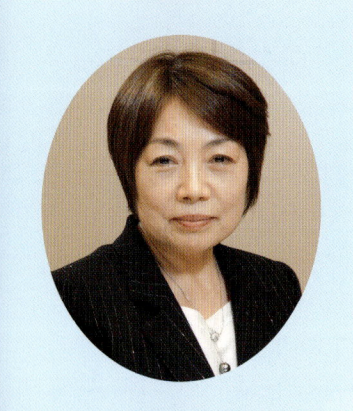

2007年1月吉日

看護技術DVD学習支援シリーズ

新人ナース・指導者必携!

安全で確かな与薬 ❶

序に代えて
与薬技術とその安全性・確実性

日本看護協会教育委員

高屋 尚子

与薬は、もっとも日常的に行われ、かつ患者の治療に密接に関係する技術である。看護師は、医師の指示を正しく確認し、間違いなく薬剤を準備し、正しい患者に与薬を行わなければならない。また、薬剤の作用・副作用、患者にとって期待される効果を理解し、患者の身体的状態に合わせ基本的な手順に沿って与薬を遂行しなければならない。したがって看護師による与薬は、安全性と確実性が問われるとともに、業務上の責任は非常に重い。

一方、新人看護師は、学内実習および臨地実習などで与薬を行う機会は多くなく、自分たちの技術の未熟さも相まって、注意力と集中力をもって遂行すべき与薬において、臨床現場の慌ただしさや業務中断といった環境により、思わぬミスやインシデントを招いてしまうことになる。

本書は、厚生労働省「新人看護職員の臨床実践能力の向上に関する検討会」報告書に示された看護技術についての到達目標「与薬の技術」の項目を参考にし、その難易度や新人看護師による与薬業務の遂行程度を検討し、経口薬の与薬、点眼・点入、皮膚貼付剤の貼付、吸入薬の与薬、直腸内与薬、筋肉内注射、皮下注射、皮内注射、静脈注射、点滴静脈注射、中心静脈注射の準備・介助・管理、輸液ポンプ・シリンジポンプの準備と管理を取り上げた看護技術書である。

与薬を正しく遂行できるよう、ポイントとなる動作を写真でテキストに掲載し、DVD（動画）で一連の動作として学習できるようにし、さらに技術の根拠となる知識、コツやポイントなどをテキストに示した。

特に第1章：経口薬の与薬では、与薬に必要な確認作業をしっかりと修得できるよう、DVD（動画）でていねいに解説した。医療安全の視点、患者への説明と同意、薬剤の管理などについても盛り込み、与薬の手技にとどまらず、看護技術を支える要素や管理的側面も含め学習できるようにした。ぜひ、本書を活用していただき、正しい与薬の技術を身につけてほしいと思う。

なお、本書は聖路加国際病院の看護手順を基に書き下ろし、与薬に関するシステムやさまざまな物品なども同病院のものを使用し作成した。そのため施設の特徴が表現されていることをお許し願いたい。と同時に、皆さまの施設に置き換えた形で新人看護師の指導に活用していだければ幸いである。

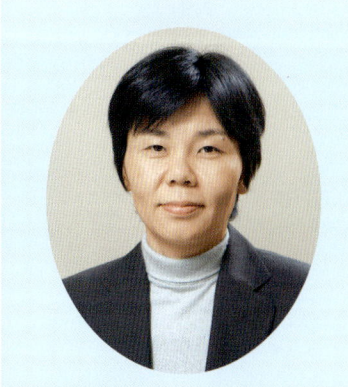

2007年1月吉日

CONTENTS

- ■ 発刊にあたって ……………………………………………… 廣瀬千也子　2
- ■ 序に代えて／与薬技術とその安全性・確実性 ……………… 高屋　尚子　3
- ■ 正しい与薬を行うために／与薬に必要な確認作業 ………… 高屋　尚子　6

CHAPTER 1　経口薬の与薬 ………………………………… 高屋　尚子　8

CHAPTER 2　点眼・点入 …………………………………… 高屋　尚子　18

CHAPTER 3　皮膚貼付剤の貼付 …………………………… 高屋　尚子　23

CHAPTER 4　吸入薬の与薬 ………………………………… 東　久美子　26

CHAPTER 5　直腸内与薬 …………………………………… 高屋　尚子　30

CHAPTER 6　筋肉内注射 …………………………………… 頼広映理子　35

CHAPTER 7　皮下注射 ……………………………………… 頼広映理子　41

CHAPTER 8　皮内注射 ……………………………………… 頼広映理子　45

CHAPTER 9　静脈注射（ワンショット、点滴静脈注射） ………… 加藤　恵子　49

CHAPTER 10　中心静脈注射の準備・介助・管理 ……… 五十嵐由衣　65

CHAPTER 11　輸液ポンプ・シリンジポンプの準備と管理 … 多田　亘子　78

- ■ 巻末資料／薬剤の知識 ……………………………………………………… 92
- ■ 参考文献 ……………………………………………………………………… 100
- ■ 編集後記 …………………………………………………………… 高屋　尚子　103

看護技術 DVD学習支援シリーズ

新人ナース・指導者必携!
安全で確かな与薬 ❶

【監 修】　日本看護協会教育委員会

【編 集】　日本看護協会教育委員

　　高屋　尚子　　聖路加国際病院 看護管理室 ナースマネジャー
　　　　　　　　　教育・研究センター教育研修部 副部長

【執 筆】　(掲載順)

　　高屋　尚子　　聖路加国際病院 看護管理室 ナースマネジャー
　　　　　　　　　教育・研究センター教育研修部 副部長
　　東　久美子　　聖路加国際病院 5階西病棟 看護師
　　頼広 映理子　　聖路加国際病院 7階東病棟 アシスタントナースマネジャー
　　加藤　恵子　　聖路加国際病院 7階西病棟 ナースマネジャー
　　五十嵐 由衣　　聖路加国際病院 7階西病棟 アシスタントナースマネジャー
　　多田　亘子　　聖路加国際病院 救命救急センターHCU アシスタントナースマネジャー

【撮影協力】　(掲載順)

聖路加国際病院

五十嵐 由衣	7階西病棟 アシスタントナースマネジャー	頼広 映理子	7階東病棟 アシスタントナースマネジャー
東　久美子	5階西病棟 看護師	小笠原 由起子	8階西病棟 看護師
末崎　葵	5階西病棟 看護師	石山　光富	放射線科専門研修医
多田　亘子	救命救急センターHCU アシスタントナースマネジャー		

レールダル メディカル ジャパン株式会社　　株式会社坂本モデル

【出 典】　聖路加国際病院 看護手順 2006年度版

正しい与薬を行うために

与薬に必要な確認作業

● 経口薬の与薬、注射など、与薬方法の違いにかかわらず、
正しく安全な与薬を実施するためには、
次のような確認作業を必ず行う。

1 5Rを確認する！

安全に与薬を実施するには、「確認作業」が最も大切である。処方箋や処方確認画面から、5Rの確認を必ず行う。
5Rとは、正しい薬剤（Right Drug）、正しい用量（Right Dose）、正しい用法（Right Route）、正しい時間（Right Time）、正しい患者（Right Patient）を指す。
忙しい業務の最中であっても、5Rの確認を怠ってはならない。確認は、必ず医師の指示が記載されたもの（処方箋、処方確認画面）を見て行う。

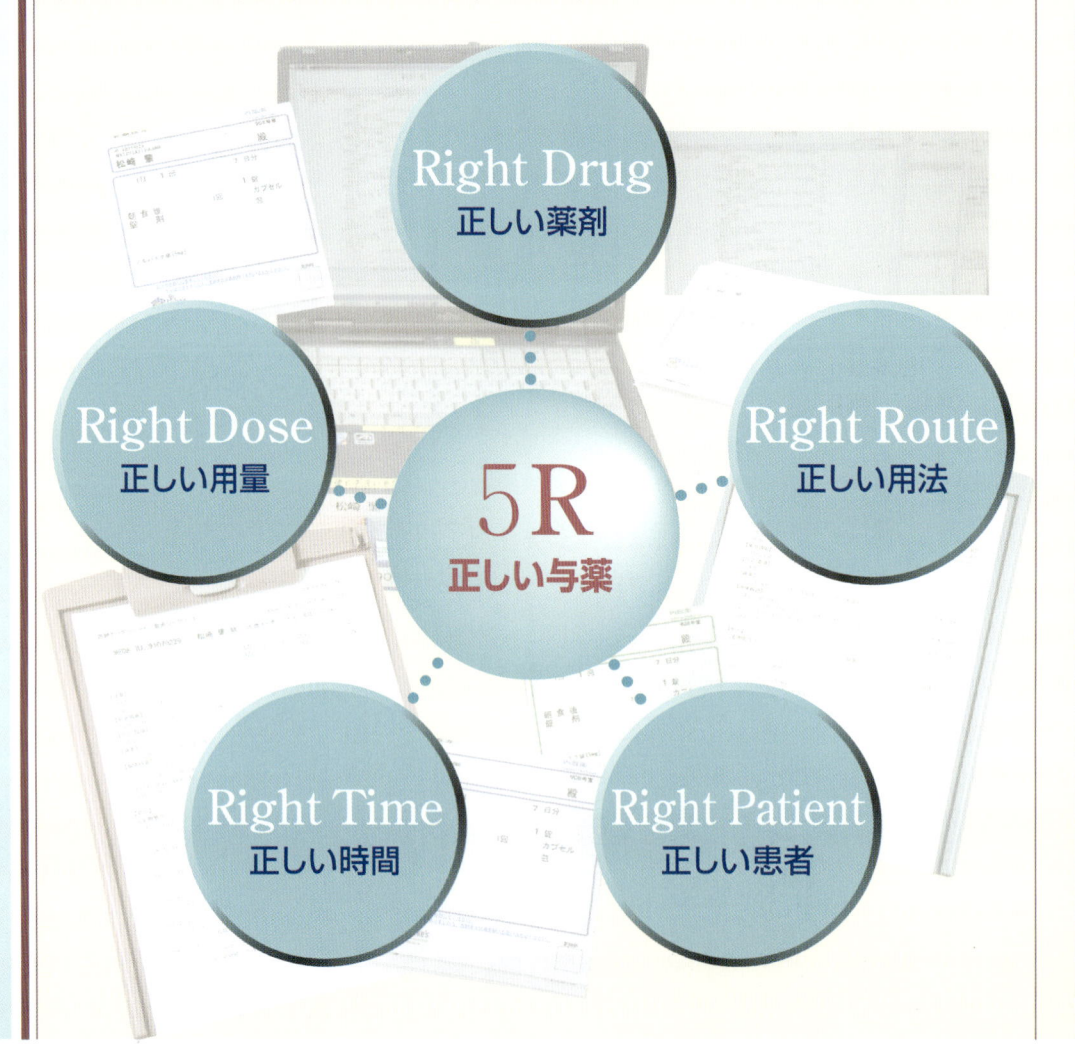

Right Drug 正しい薬剤
Right Dose 正しい用量
Right Route 正しい用法
5R 正しい与薬
Right Time 正しい時間
Right Patient 正しい患者

与薬に必要な確認作業

2 薬剤は3回確認する!

確認ミスを可能な限りゼロにするため、薬剤の確認は、次に示す3回の状況下で行う。

1回目 薬剤を保管場所から取り出すとき

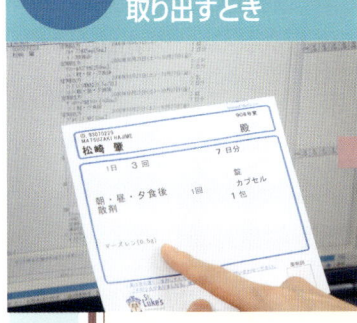

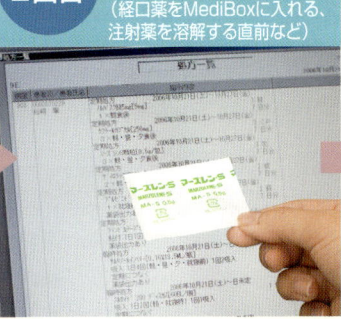

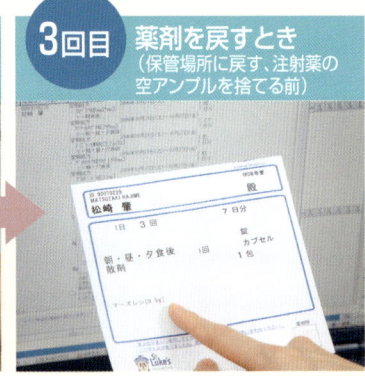

2回目 薬剤を準備するとき（経口薬をMediBoxに入れる、注射薬を溶解する直前など）

3回目 薬剤を戻すとき（保管場所に戻す、注射薬の空アンプルを捨てる前）

3 ダブルチェックを行う!

どんな人間も誤りをおかす。どんなに注意していても、ミスやエラーは発生する。
ミスやエラーは、自分で気づかずに、他者が発見する場合がある。A看護師が薬剤を間違えて準備した場合、それをB看護師がチェックすることで誤りを発見できることがある。
あわただしい臨床現場では、思い込みによる間違いも発生しやすく、それは他の人に指摘されないと修正されない。
経口薬を準備するとき、経口薬を患者が服用する前など、他の看護師とともに5Rを再度確認する「ダブルチェック」は、ミスやエラーの発見に非常に効果がある。

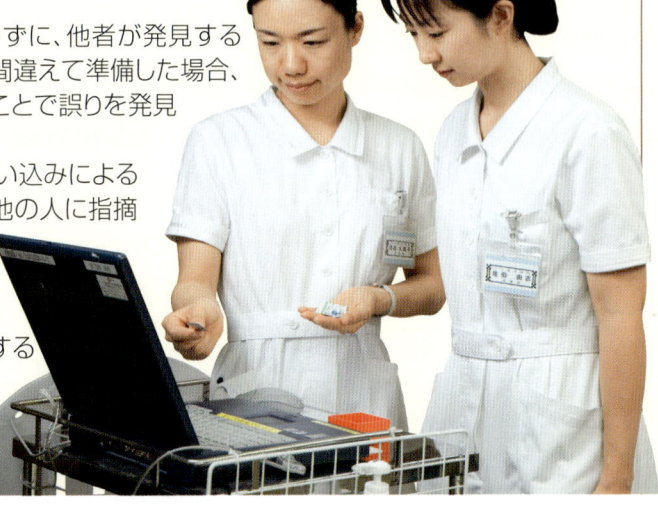

4 指差し呼称を行う!

指差し呼称とは、指差しと同時に声を出して確認することである。指差し呼称により、エラーは1/6に低下[1]するといわれる。
指を差し、声を出して確認することは、ヒューマンエラーといわれる見落とし、見逃し、錯覚、見間違いなどに効果がある。
薬剤と医師の指示内容を一つ一つ指差し呼称していく。

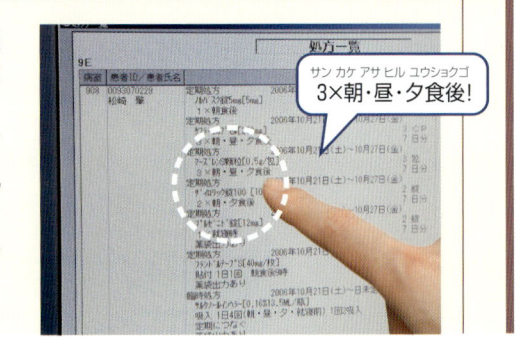

サン カケ アサ ヒル ユウショクゴ
3×朝・昼・夕食後!

正しい与薬を行うために

CHAPTER 1
経口薬の与薬

経口薬の与薬は、薬剤を経口的に摂取し、消化管を通して吸収させ、門脈・肝臓での代謝の後、血液を介して全身に送られ、、薬剤効果をもたらす。与薬の中で最も生理的な方法であり、苦痛も少ない。

目的・適応

1. 上部消化管粘膜から薬剤を吸収させ、目的とした薬剤の作用効果をもたらす。
2. 下部消化管を直接刺激して止痢作用や殺菌、害虫駆除を行う。

*患者は嚥下機能に問題がなく、経口摂取ができ、かつ消化管運動や消化吸収能力に異常がないことが必要である。なお、意識障害、嚥下障害がある患者は、患者の状態に応じ、経鼻胃管や胃瘻などからの投与が選択される場合もある。

到達目標

1. 経口与薬の目的・適応を述べることができる。
2. 経口与薬の作用機序がわかる。
3. 薬剤の服用時間とその意味が理解できる。
4. 患者が経口与薬に適しているかどうか、アセスメントできる。
5. 患者の1日の経口与薬のスケジュールがイメージできる。
6. 医師の指示した薬剤を間違いなく準備できる。
7. 与薬前の患者確認ができる。患者が誤嚥なく薬剤を服用できるよう援助できる。
8. 経鼻胃管、胃瘻チューブの場合、手順に沿った薬剤注入が安全に行える。
9. 経口与薬後の記録、観察ができる。

実施の手順

手指衛生を行い、指示確認と薬剤準備を行う。

POINT
- 5Rを指差し呼称で確認する。
- 薬剤は、保管庫から取り出す際、準備する際、保管庫に戻す際という3回、確認する。
- 他の看護師とダブルチェックを行う。

ベッドサイドで患者確認を行い、与薬の説明を行う。指示確認を再度、行う。

POINT
- 患者の氏名を呼び、ネームバンド、処方箋などと患者氏名が一致していることを確認する。

患者の体位を整え、薬剤を服用してもらう。患者が薬剤を飲み込んだことを確認する。

POINT
- 基本は坐位で、できるだけ患者の上体を挙上し、誤嚥を防止する(頭部をやや前屈させ、視線が前方を向くように)。

記録・後片付けを行う。薬の作用・副作用・アレルギー反応などの観察を行う。

経口薬の与薬

GENERAL INFORMATION

薬剤の吸収と作用機序、体外への排泄

服用した薬剤は胃か腸で崩壊・分散して溶解され、主に小腸の粘膜から吸収される。この吸収には薬剤の溶解度、安定性、食物の存在、腸内細菌の影響、腸管の運動が影響する。

その後、消化管から吸収された薬剤は、門脈を経て肝臓に入り代謝される。これにより体循環の血液中の薬剤濃度が低下する（肝初回通過効果）。そして、血液を通して心臓から全身に送られ、目的とする身体各組織に作用する。したがって、経口薬の与薬には即効性は期待できない。また、全身状態がある程度安定していないと、血中濃度を一定に保つことも難しい。

薬剤は腎臓から尿中に排泄されたり、肝臓で代謝・解毒を受けて胆汁中に排泄されたり、汗や呼気に排泄される。

＊舌下錠やトローチなどは経口投与の薬剤であるが、口腔内で溶解し、消化管ではなく口腔や咽頭粘膜から吸収され、目的とする部位に作用するため、先に示した作用機序とは異なる。

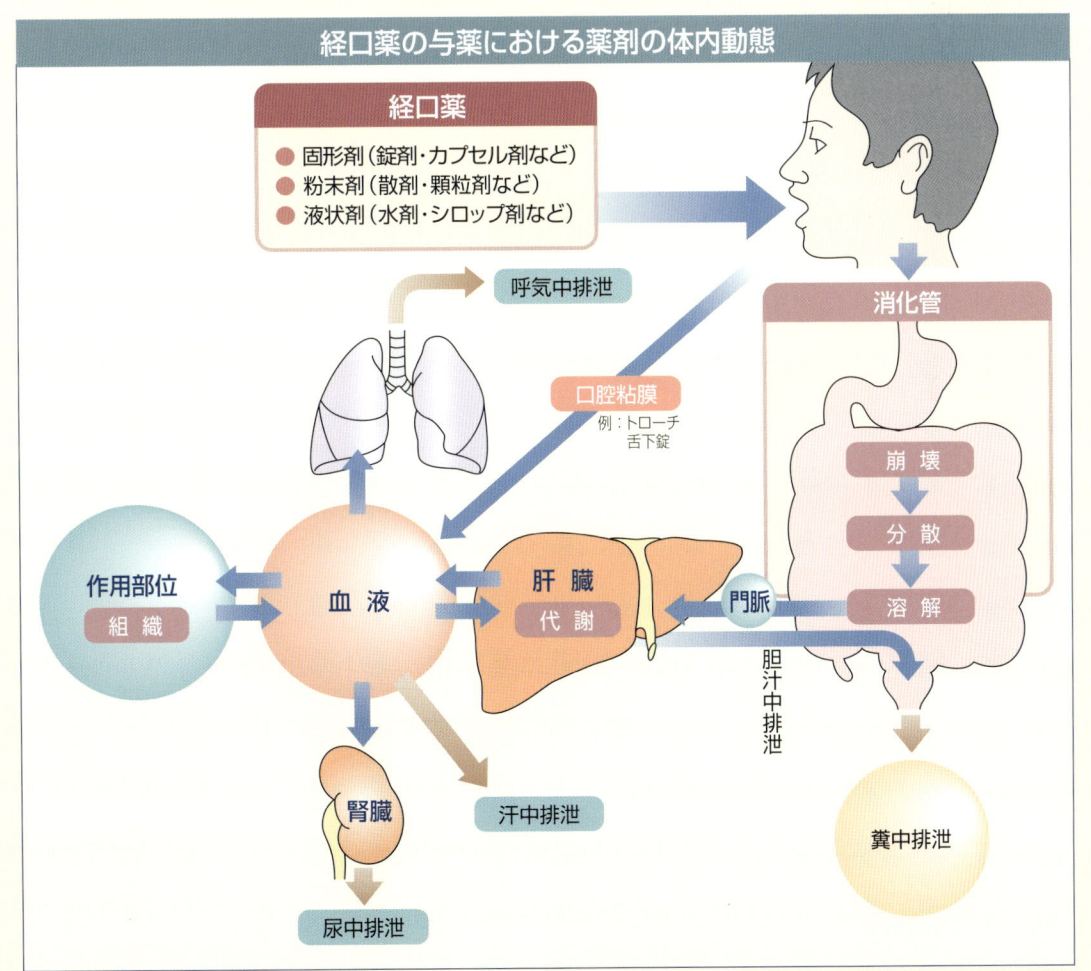

経口薬の与薬における薬剤の体内動態

経口薬
- 固形剤（錠剤・カプセル剤など）
- 粉末剤（散剤・顆粒剤など）
- 液状剤（水剤・シロップ剤など）

消化管：崩壊 → 分散 → 溶解

口腔粘膜 例：トローチ、舌下錠

呼気中排泄／汗中排泄／尿中排泄／胆汁中排泄／糞中排泄

作用部位（組織）← 血液 ← 肝臓（代謝）← 門脈 ← 消化管

＊井上幸子, ほか編：看護学大系第9巻 看護の方法4 第2版．日本看護協会出版会, p24, 1995, 一部改変．

CHAPTER 1

経口薬の与薬

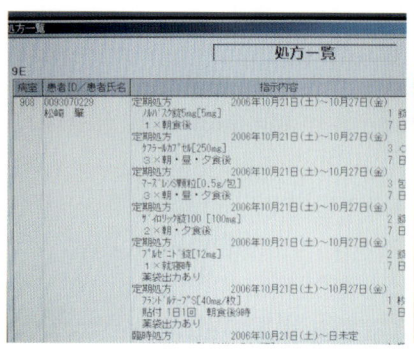

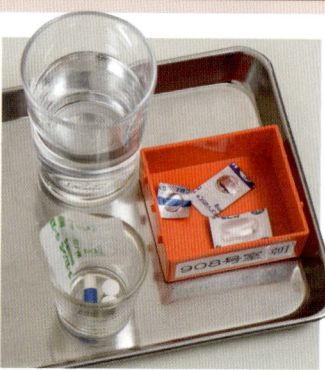

必要物品
1. 処方箋
   または電子カルテの処方確認画面
2. 薬剤
3. MediBox（薬剤を準備する容器）
4. 薬杯
5. 水の入ったコップ、または吸い飲み
6. トレー
7. オブラート、スプーン（必要時）

＊以下、処方箋または電子カルテの処方確認画面は、「処方箋（画面）」と記す。

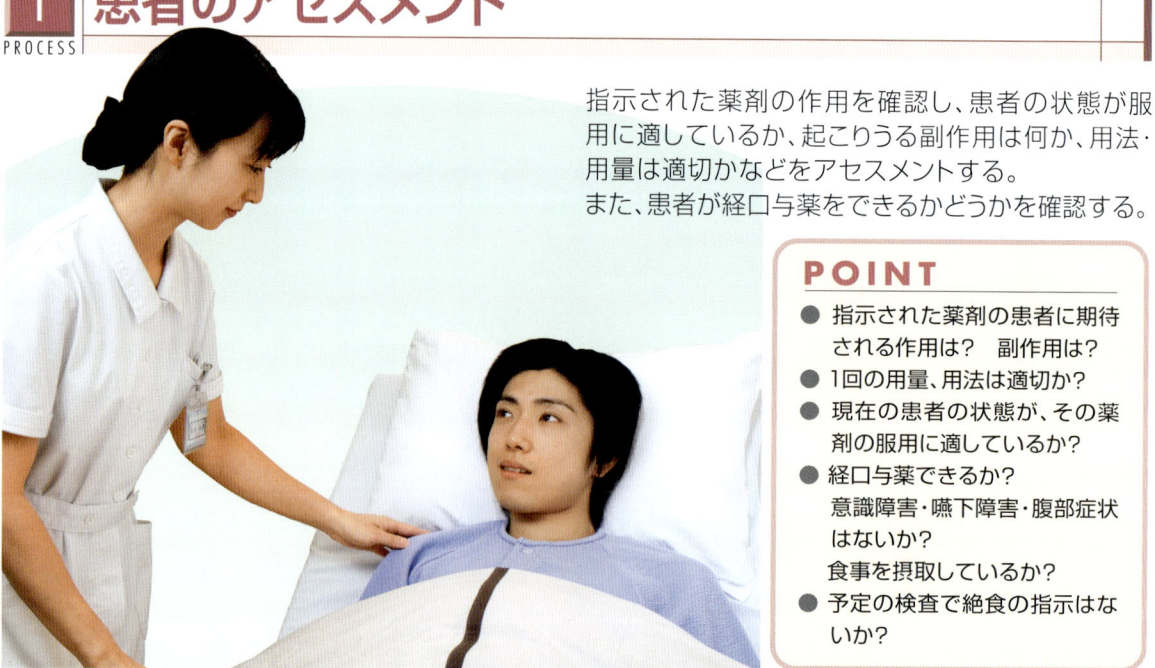

PROCESS 1　患者のアセスメント

指示された薬剤の作用を確認し、患者の状態が服用に適しているか、起こりうる副作用は何か、用法・用量は適切かなどをアセスメントする。
また、患者が経口与薬をできるかどうかを確認する。

POINT
- 指示された薬剤の患者に期待される作用は？　副作用は？
- 1回の用量、用法は適切か？
- 現在の患者の状態が、その薬剤の服用に適しているか？
- 経口与薬できるか？
  意識障害・嚥下障害・腹部症状はないか？
  食事を摂取しているか？
- 予定の検査で絶食の指示はないか？

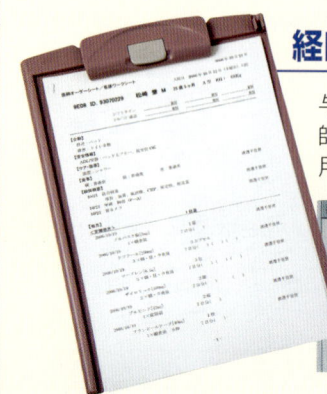

STUDYING

経口与薬を行う際に必要な処方箋（指示書）

与薬は、処方箋に基づき実施される業務である。処方箋とは、医師または歯科医師が特定の患者に特定の目的で薬剤を用いようとするとき、薬剤名、分量、調整法、用法などを患者に対して記載した医薬品交付の記載書である＊。

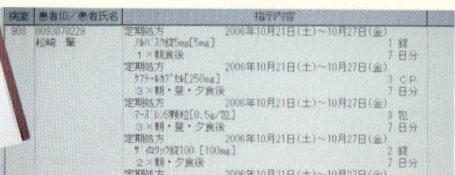

＊医師法施行規則第21条
医師は患者に交付する処方せんに、患者の氏名、年齢、薬名、分量、用法、用量、発行の年月日、使用期間及び病院若しくは診療所の名称及び所在地又は医師の住所を記載し、記名押印又は署名しなければならない

経口薬の与薬

DVD 1-1　PROCESS 2　指示確認と薬剤の準備

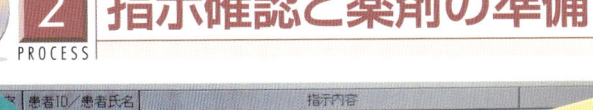

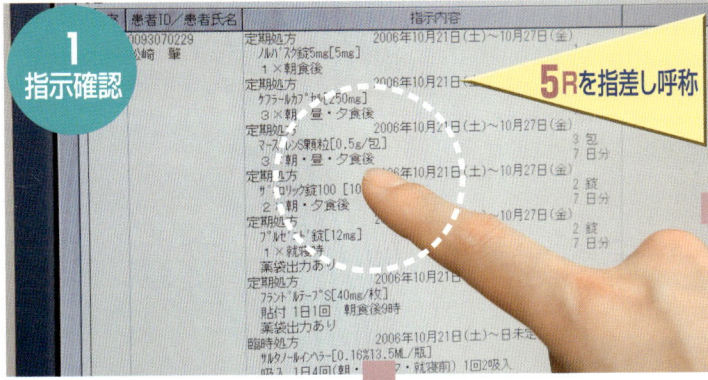

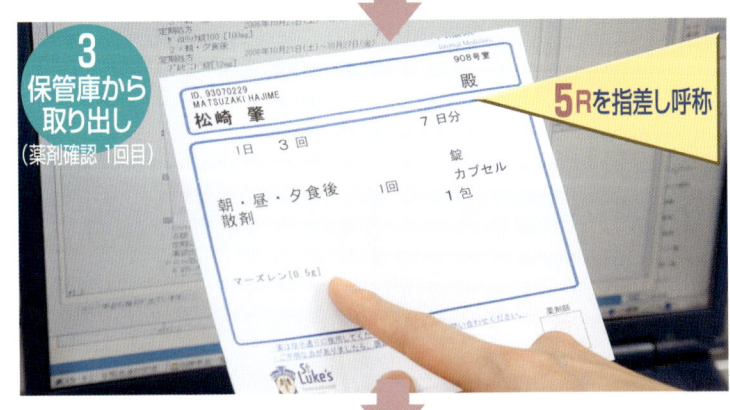

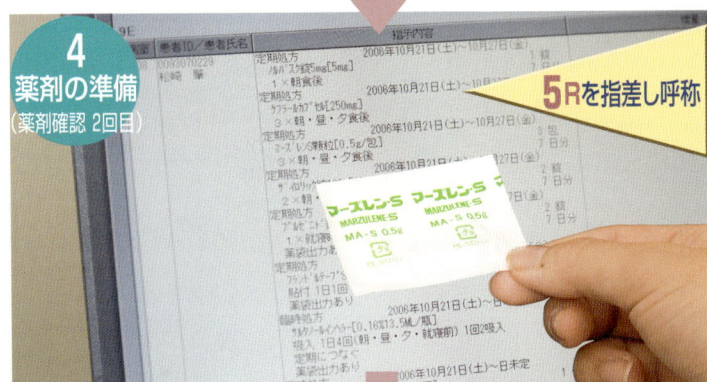

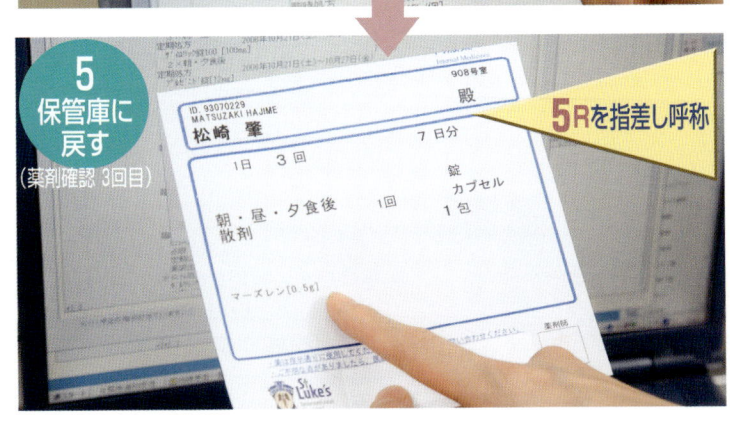

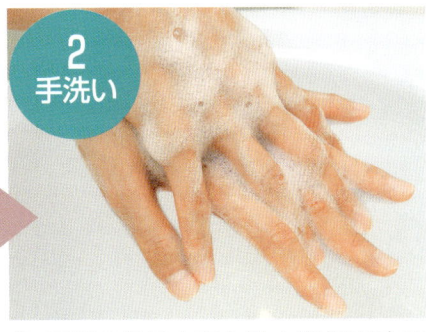

1 指示確認　5Rを指差し呼称

2 手洗い

3 保管庫から取り出し（薬剤確認1回目）　5Rを指差し呼称

4 薬剤の準備（薬剤確認2回目）　5Rを指差し呼称

5 保管庫に戻す（薬剤確認3回目）　5Rを指差し呼称

❶ 医師の指示内容を処方箋（画面）で確認する。この際、5Rを指差し呼称する（p6〜7参照）。与薬時の留意点が医師より指示される場合もあるので注意する。

❷ 手洗いを十分に行う。

❸ 薬剤が保管されている場所から、患者の薬剤を取り出す。この際、5Rを指差し呼称する。

❹ 医師の指示通りに薬剤の準備をする。MediBoxに薬剤を包装のまま入れる。この際、5Rを指差し呼称する。

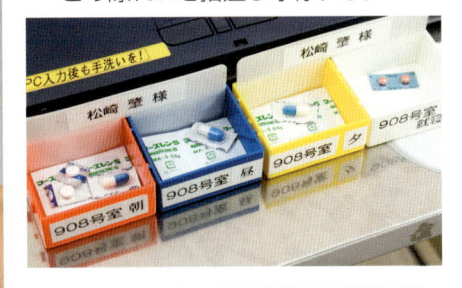

POINT
水薬（油剤・乳剤を含む）の場合
- 使用有効期限を確認する。
- びんをよく振って混和し、沈殿している薬剤を均一にする。
- 目の高さで目盛りを正確に読み、薬杯に入れる。
- 油剤の場合は、冷水を先に薬杯に入れ、その上に注ぐとよい。

❺ 薬剤が準備できたら、薬剤が保管されている場所に戻す。この際、再度、5Rを指差し呼称する。

CHAPTER 1

⑥ ダブルチェック

5Rを指差し呼称

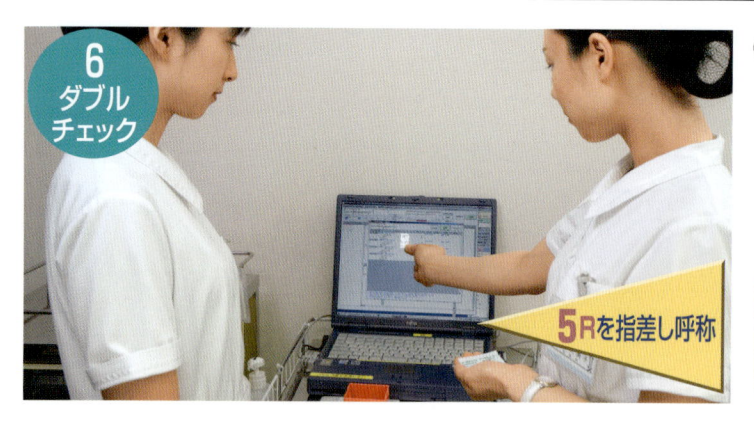

❻ 準備した薬剤が指示通りであることを他の看護師とともに、処方箋もしくは処方箋（画面）と照合して確認する。この際も5Rを指差し呼称する。

POINT
● ダブルチェックを行うことで、思い込みによるミスやエラーを防止する。

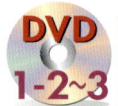

DVD 1-2~3 PROCESS 3 与薬の実施

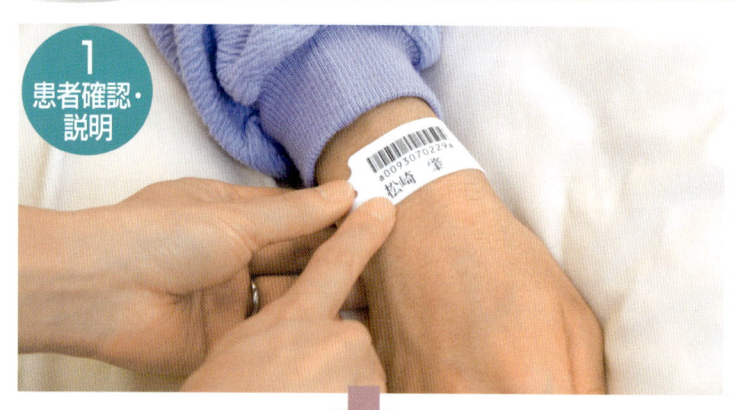

1 患者確認・説明

❶ 患者の氏名を呼び、ネームバンド（患者識別バンド）で患者本人であることを確認する。
さらに、処方箋（画面）の患者氏名と一致していることを確認する。患者に与薬の目的、薬の作用などを説明する。

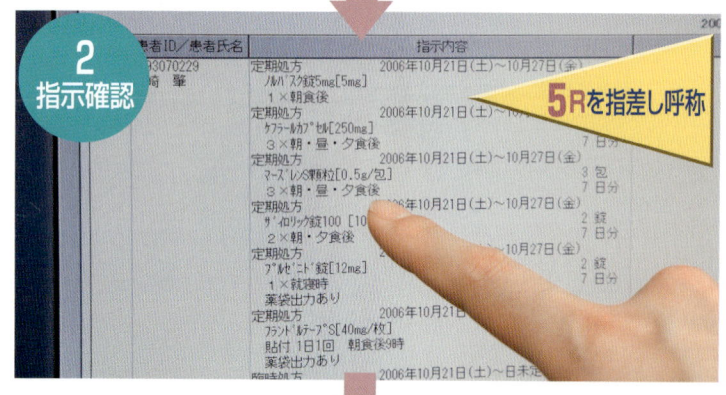

2 指示確認

5Rを指差し呼称

❷ もう一度、医師の指示内容を処方箋（画面）で確認する。この際、5Rを指差し呼称する。

POINT
● 電子カルテの場合は、最新表示をクリックして、指示内容に変更のないことを確認する。

3 薬杯に入れる

❸ 処方箋（画面）と薬剤を指差し呼称して確認したら、薬剤の包装を外し、薬剤を薬杯に入れる。

POINT
● 手のひらに薬剤を置いて口に運ぶと、薬剤がこぼれ落ちることがあるので、薬杯に入れて服用させるとよい。

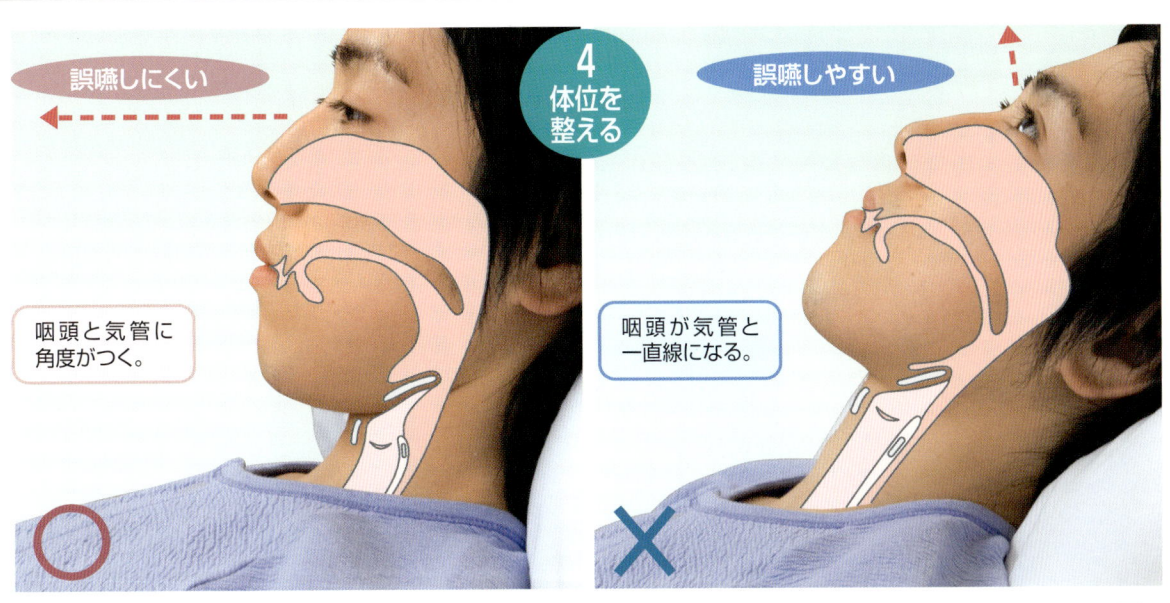

経口薬の与薬

誤嚥しにくい — 咽頭と気管に角度がつく。 ○

誤嚥しやすい — 咽頭が気管と一直線になる。 ×

4 体位を整える

❹ 上体を起こし、坐位をとる。
　患者が坐位をとれない場合は、ベッドを挙上する。十分に挙上できない場合は、顔を横に向けた側臥位をとり、咽頭を食道より上にする。
　上体が起こせない場合は、食道内での薬剤の停滞を防ぐため、服用後に水を十分飲ませる。

POINT
服用時の誤嚥を防ぐために

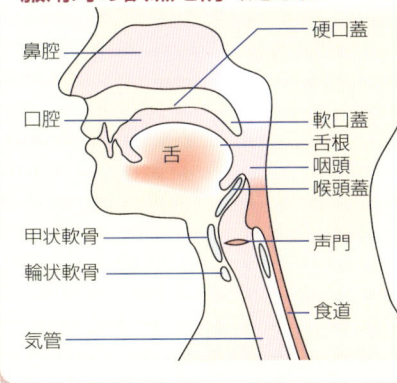

（図：鼻腔、口腔、舌、甲状軟骨、輪状軟骨、気管、硬口蓋、軟口蓋、舌根、咽頭、喉頭蓋、声門、食道）

- 薬剤を咽頭から食道に送り込み、逆流を防ぐために、できるだけ上体を起こす。
- 枕などで頭部をやや前屈させ、視線が前方を向くようにする。前屈すると咽頭と気管に角度がつき、誤嚥しにくくなる。
　一方、前屈しすぎると視線が胸元にいき、嚥下しにくくなるので注意する。
- 麻痺がある場合は、健側を下にした側臥位をとる。嚥下運動に重要な舌・咽頭筋などの麻痺は、四肢と同側の可能性が高いためである。健側の舌・咽頭筋で嚥下する。

STUDYING
嚥下の仕組みを理解しよう

看護師は、患者が無理なく薬剤を飲み込めるよう、嚥下の仕組みを理解し、体位を整える必要がある。

口腔相 — 食塊が舌の奥へ移送され、咽頭へ送り込まれると、嚥下反射が起こる。（食物）

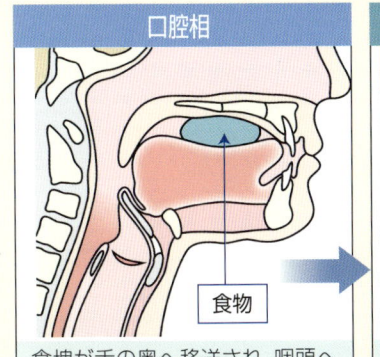

咽頭相 — 嚥下反射により喉頭蓋が閉じ、食塊が食道へ送り込まれる。（喉頭蓋、気管、食道）

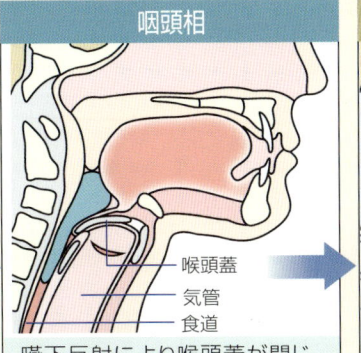

食道相 — 食塊が食道を通過する。（食道）

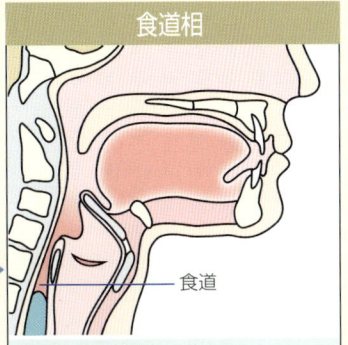

CHAPTER 1　経口薬の与薬

CHAPTER 1

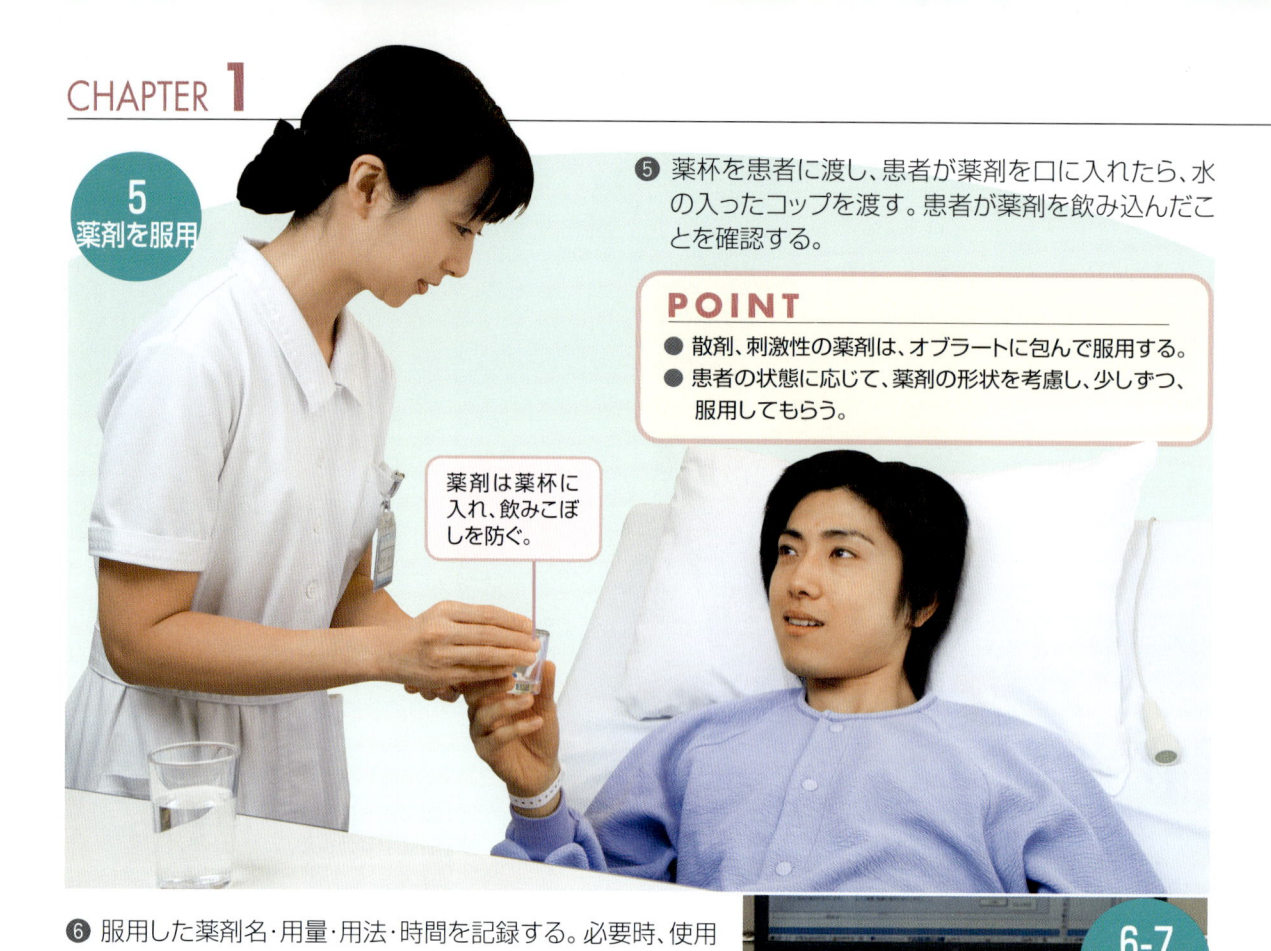

5 薬剤を服用

❺ 薬杯を患者に渡し、患者が薬剤を口に入れたら、水の入ったコップを渡す。患者が薬剤を飲み込んだことを確認する。

> **POINT**
> ● 散剤、刺激性の薬剤は、オブラートに包んで服用する。
> ● 患者の状態に応じて、薬剤の形状を考慮し、少しずつ、服用してもらう。

薬剤は薬杯に入れ、飲みこぼしを防ぐ。

6-7 記録・観察

❻ 服用した薬剤名・用量・用法・時間を記録する。必要時、使用した物品を洗浄し、後片付けを行う。

❼ 薬剤の作用・副作用、アレルギー反応などを観察して、適宜記録する。

STUDYING

セルフメディケーションについて

- 服薬指導が行われていることを確認。（行われていない場合は、実施しない）
- 患者が服用する薬剤（薬袋ごと）、MediBox、薬杯などを渡す。
- 患者は1日分の薬剤を、指示された服用時間ごとに分けてMediBoxに入れる。
- 患者が準備した薬剤を、服用時間前に看護師が処方箋（画面）で確認する（5Rを指差し呼称）。
- 患者は指示された時間に薬剤を服用する。薬剤の包装は捨てずにMediBoxに残す。
- 看護師は、患者が残した薬剤の包装で服用を確認し、記録する。

患者自身が、薬剤管理から与薬まで自己管理することをセルフメディケーションという。入院中、退院後の日常生活を考慮し、十分な服薬指導のもとに可能な範囲でセルフメディケーションを行うことは、食事療法や運動療法と同様にセルフケアの一つである。

セルフメディケーションを実施するには、次の事項を患者が理解できる必要がある。
● 経口与薬の目的、薬剤の作用・副作用
● 薬剤の飲み方：用量・用法
● 薬剤の保管方法
● 副作用が生じたときの対処

上記を指導したうえで、左のような手順で実施する。

注意！ 医師が指示を変更した場合は、直ちに看護師はそのことを患者に伝え、患者の手元にある薬剤を回収し、新たな薬剤について説明し、渡す。

経口薬の与薬

経鼻胃管・胃瘻チューブからの与薬

DVD 1-4

CHAPTER 1

経鼻胃管の場合

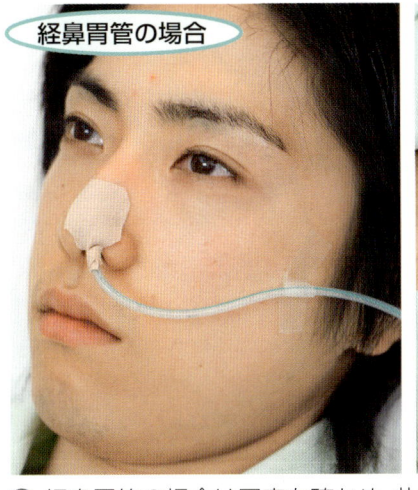

胃瘻の場合

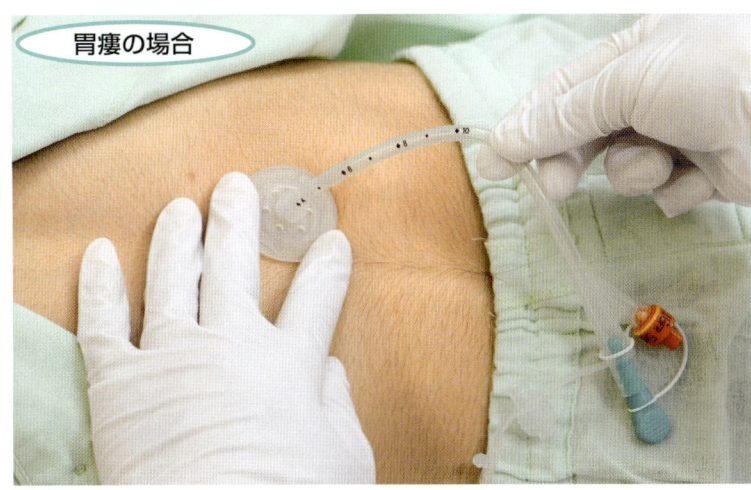

❶ 経鼻胃管の場合は固定を確かめ、抜けていないことを確認する。
胃瘻の場合は、チューブを軽く引っ張り、抜けてこないことを確認する。

POINT
● 経鼻胃管は、45～60cm挿入されていること、口腔内にチューブが吐き出されていないことを確認する。

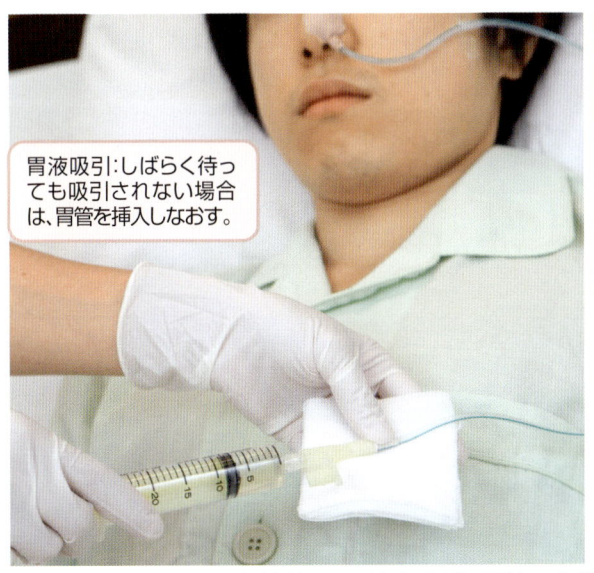

胃液吸引：しばらく待っても吸引されない場合は、胃管を挿入しなおす。

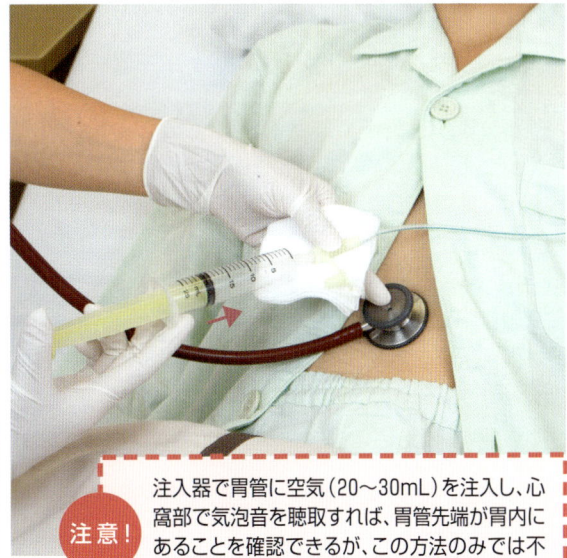

注意！ 注入器で胃管に空気（20～30mL）を注入し、心窩部で気泡音を聴取すれば、胃管先端が胃内にあることを確認できるが、この方法のみでは不十分である。必ず、胃液の吸引を確認する。

❷ 経鼻胃管に注入器を接続し、胃液を吸引。胃管の先端が胃内にあることを確認する。

STUDYING

胃管先端の位置が、確認できない場合は

チューブの固定や挿入の長さ、口腔内にチューブが抜け出ていないかを確認し、胃液を吸引する。胃液が吸引されない場合は、しばらく待つ。
それでも胃管先端が胃内にあることを確認できない場合は、ほかの看護師に依頼する。
2名で行っても確認できない場合は、胃管を挿入しなおすか、X線撮影を行って確認する。

CHAPTER 1

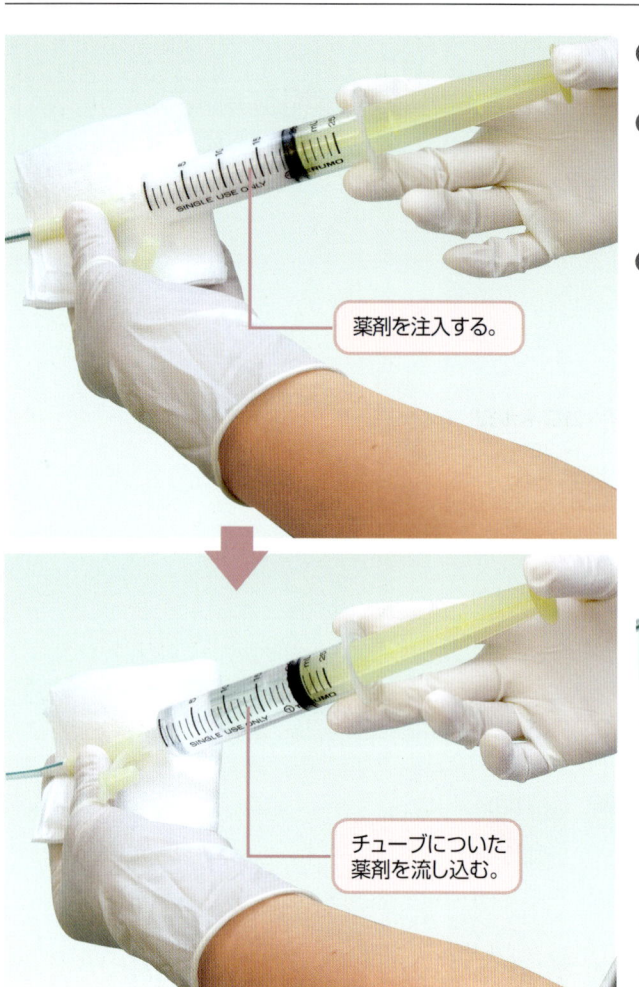

❸ 注入器で、指示された薬剤を胃管に注入する。

❹ 薬剤を注入したら、微温湯20〜30mLを注入し、チューブ内に付着している薬剤をすべて胃内に送り込む。

❺ 薬剤注入後は、チューブにふたをするか、接続した三方活栓をOFFにして30〜60分おく。

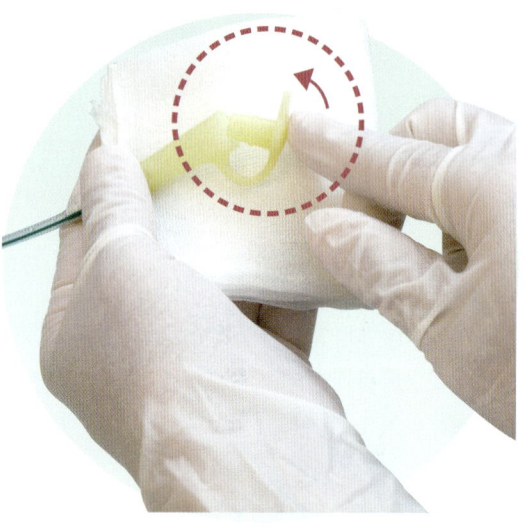

薬剤を注入する。

チューブについた薬剤を流し込む。

POINT
● 薬剤注入後は、ふたをするか、三方活栓を閉じて逆流を防止する。

STUDYING

散剤の溶解──簡易懸濁法について

散剤を溶解して経鼻胃管や胃瘻チューブから挿入する場合は、簡易懸濁法を用いるとよい。簡易懸濁法とは、錠剤をつぶしたり、カプセルを開封したりせず、そのまま湯に入れて崩壊・懸濁させる方法である。
薬剤の粉砕により薬の安定性が低下し、薬物動態・薬効に変化をきたすため、できるだけ粉砕しないことが望ましい。
簡易懸濁法により、薬剤によるチューブ閉塞や投与量のロスを防ぐことができる。

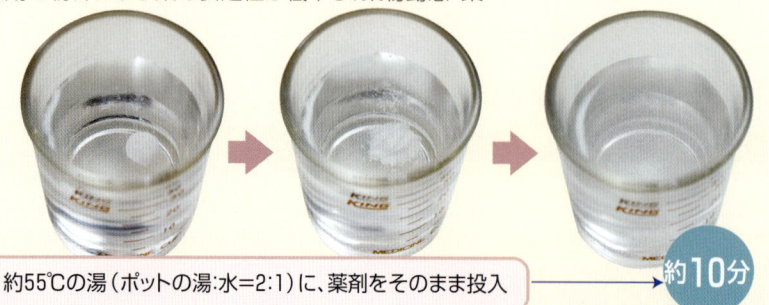

約55℃の湯（ポットの湯:水＝2:1）に、薬剤をそのまま投入 → 約10分

注意！
簡易懸濁法が不可能な薬剤もあるため、注意（次頁参照）。
その際は、粉砕して投与する。

経口薬の与薬

簡易懸濁法に適さない薬剤（商品名）

変更不可	腸瘻の場合は可	変更可能な薬剤があるもの
アダラートL錠 クレメジン細粒 リスモダンR錠 ヘルベッサー（徐放） ヘルベッサーR フォスブロック錠 プロヘパール錠 ペンタサ錠 エビプロスタット	カルナクリン（腸溶） ダーゼン（腸溶） アデホス顆粒（腸溶） アデホスコーワ錠（腸溶）	**ユニフィル錠、テオドール錠** →テオドールドライシロップに変更可 **ベザトールSR錠** →リビディルへ変更可 **スローケー** →塩化カリウム末、グルコンサンK細粒、アスパラK散へ変更可 **シナール** →アスコルビン酸へ変更可 **コロネル錠** →コロネル細粒（限定）へ変更可 **ピドキサール錠** →アデロキザール（腸溶）へ変更可

水に溶かして服用（高温に不安定）	細粒から錠剤に変更（細粒はチューブに詰まりやすい）
タケプロンOD錠 エンドキサンP錠 ストミラーゼ顆粒 セブンイー・P	セレネース細粒 デパス細粒 クラビット細粒 アレビアチン散 グラマリール細粒（錠を砕いて） パナルジン細粒（錠を砕いて）

簡易懸濁法で溶けにくい薬剤（商品名）

直前に砕いて		不溶（不可能ではないが、詰まりやすい）
ワソラン錠 フラジール内服錠 ボルタレン錠 タナトリル錠 ディオバン錠 ソランタール錠 ミオナール錠 アナフラニール錠 トフラニール錠 コメリアンコーワ錠 エブトール錠 アスパラK錠 アスパラCA錠 リーゼ錠 メレリル オーグメンチンS錠 グラマリール錠 アリナミンF錠 イーシー・ドパール錠 炭カル錠	トリプタノール錠 ニューロタン錠 ハイボン錠 パンスポリンT錠 ヨウレチン錠 リーマス錠 プルゼニド錠 パナルジン錠 カフェルゴット セロクラール錠 ノイロトロピン錠	酸化マグネシウム L-ケフレックス顆粒 ユナシン細粒小児用 リーバクト顆粒 アデホス顆粒 ストミラーゼ顆粒 セレニカR顆粒 ケイキサレート（1包を40mL以上で可） パントシン散・錠 タナドーパ顆粒

＊不溶な顆粒製剤は、トロミアップなどに溶かして投与すると投与可能。

（聖路加国際病院 医薬品情報室 2006.6.13）

CHAPTER 2
点眼・点入

眼球結膜に薬剤を直接滴下することを点眼、塗布することを点入という。
点眼・点入は、散瞳・縮瞳、眼疾患の治療、
表面麻酔、涙液の補充などを目的として行われる。

目的・適応

1. 眼球結膜に薬剤を直接滴下（点眼）あるいは塗布（点入）し、薬効を期待する。

2. 適応：
   - 診察や検査のために散瞳・縮瞳を必要とする場合
   - 眼疾患の治療（消炎、感染防止など）
   - 表面麻酔
   - 涙液の補充（ドライアイなど）

到達目標

1. 点眼・点入の目的・適応を述べることができる。
2. 点眼・点入薬の作用機序がわかる。
3. 点眼・点入薬による全身性の副作用がわかる。
4. 点眼・点入を清潔に正しく行うことができる。

実施の手順

＊指示確認の詳細は「経口薬の与薬」参照

手指衛生を行い、指示確認と薬剤準備を行う。ベッドサイドで患者確認を行い、与薬の説明を行う。指示確認を再度、行う。

POINT
- 5Rを指差し呼称で確認、薬剤は3回確認、ダブルチェックを行う（p6〜7参照）。
- ネームバンドで患者確認を行う。
- 投与する眼（左右）、投与量・投与日時・投与方法も確認。

↓

患者を坐位、または仰臥位にする。

↓

手指衛生を行い、手袋を着用する。

↓

眼の分泌物を拭き取る。患者の下眼瞼を軽く引き、点眼薬を滴下する。もしくは眼軟膏を注入する。

POINT
- 眼の分泌物は拭き綿で、内眼角から外眼角に向けて拭き取る。
- 患者に上方を見てもらい、容器先端が触れないよう滴下、もしくは注入する。

↓

点眼：閉眼し、あふれた薬液を拭き取る。約1分間、内眼角を押さえる。
点入：まばたきをして軟膏を広げ、あふれた軟膏を拭き取る。

POINT
- 点眼：薬液の流出を防ぐ。
- 点入：軟膏を全体に広げる。

↓

手指衛生を行い、後片付け、記録・観察を行う。

GENERAL INFORMATION

薬剤の吸収経路

涙は涙腺で作られ、排出管から眼球表面に流れ込み、涙点→涙嚢→鼻涙管→下鼻道へと流れる。涙液の産生速度は1.2μL/分。結膜嚢内には約7μLが常時、存在している。点眼された薬は結膜嚢の涙液内に入り、結膜や角膜から吸収され、眼内組織に作用する。

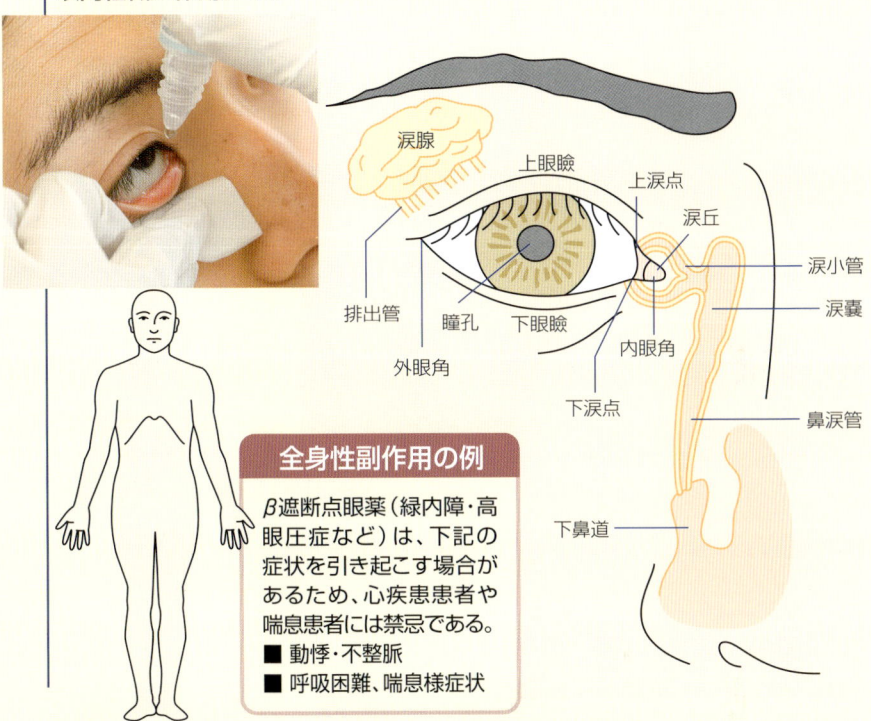

全身性副作用の例

β遮断点眼薬（緑内障・高眼圧症など）は、下記の症状を引き起こす場合があるため、心疾患患者や喘息患者には禁忌である。
- 動悸・不整脈
- 呼吸困難、喘息様症状

薬剤による全身性の副作用

点眼薬1滴は約50μLで、結膜嚢内に入る薬液量は約30μLである。1滴の半分は眼球外に流出するか、涙管を通り下鼻道に流れる。下鼻道に流れる薬液は、鼻粘膜から吸収され、時に全身性の副作用を及ぼすこともある。

点眼・点入による視野への影響

散瞳薬・眼軟膏使用後は、しばらく眼が見えにくくなるため、車の運転や手元の細かい作業などは避けたほうがよい。特に、高齢者では、これらの薬剤投与後にトイレに行くなどの際、転倒などの危険を伴うので注意する。

CHAPTER 2

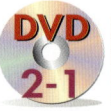

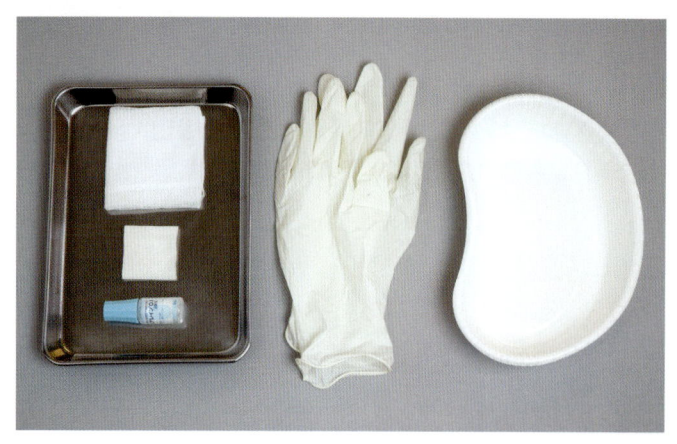

1 点眼の実施
PROCESS
DVD 2-1

❶ 手指衛生を行い、指示確認と薬剤準備、必要物品の準備を行う。

必要物品
❶ 処方箋 　　または電子カルテの処方確認画面
❷ 点眼液
❸ 拭き綿 　　（0.02%グルコン酸クロルヘキシジン液）
❹ ガーゼ
❺ 手袋
❻ 膿盆

＊以下、処方箋または電子カルテの処方確認画面は、「処方箋（画面）」と記す。

❷ ベッドサイドで患者氏名を呼び、ネームバンドを確認する。処方箋（画面）の患者氏名と一致していることを確認する。

❸ 患者に与薬の説明を行う。

❹ 再度、処方箋（画面）で指示確認をする。

POINT
患者への説明ポイント
- 与薬の目的、薬の作用。必要時、薬剤名・投与量・投与方法・投与時間もわかりやすく伝える。
- 散瞳薬の場合：投与後、しばらく眼が見えにくくなることを伝える。

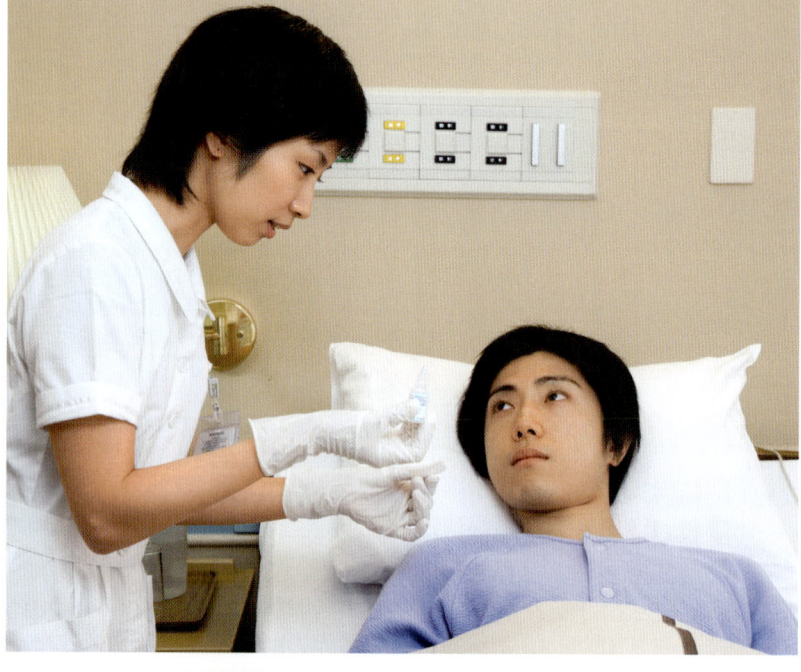

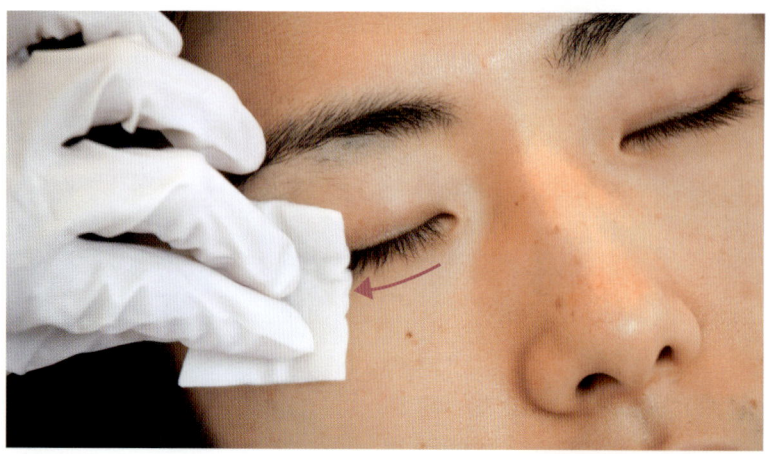

❺ 患者を坐位または仰臥位にする。

❻ 手指衛生を行い、手袋を着用する。

❼ 眼に分泌物が付着している場合は、拭き綿で内眼角から外眼角に向けて拭き取る。

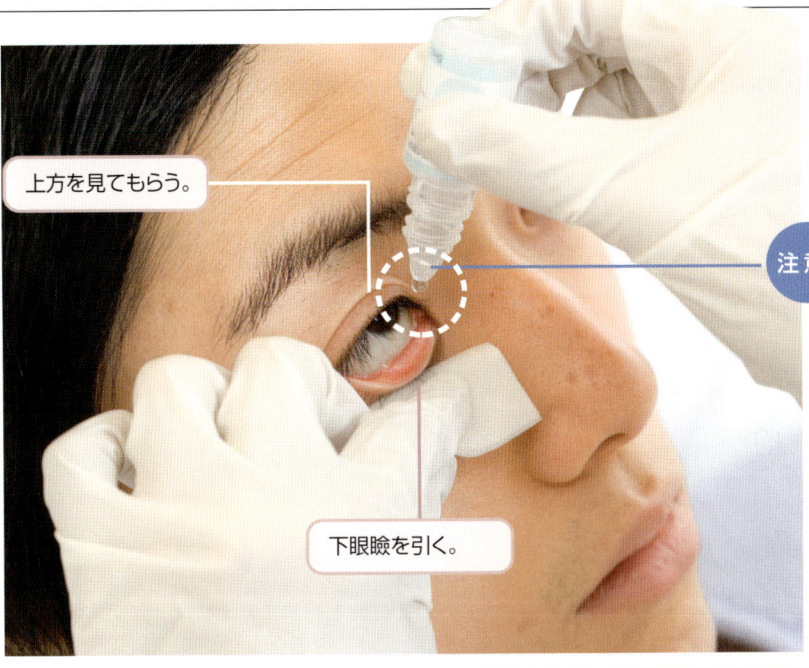

点眼・点入

POINT
- 点眼時、容器の先端が眼や眼周囲に触れないよう注意。
- 点眼量は通常、1滴でよい。

注意！　容器の先端が触れないよう注意

EVIDENCE
- 容器先端が眼や眼周囲に触れると、細菌が容器内に入り、感染の原因となる。
- 点眼薬1滴は約50μL、結膜嚢内に入る薬液量は約30μL。1滴以上滴下しても、眼球外もしくは下鼻道に流出する。

上方を見てもらう。

下眼瞼を引く。

内眼角を押さえる。

1分間

❽ 利き手で点眼薬を持ち、一方の手で拭き綿を持ち、患者の下眼瞼を軽く引く。

❾ 患者に上方を見てもらい、点眼容器の先端が睫毛や眼球、眼瞼に触れないよう、指示量（通常は1滴）を滴下する。

❿ あふれた薬液は、拭き綿で拭き取る。患者に閉眼してもらい、内眼角を拭き綿で押さえる（約1分間）。

⓫ 手袋を破棄して手指衛生を行う。

⓬ 薬剤名・用量・用法・時間を記録し、物品の後片付けを行う。患者の状態を観察する。

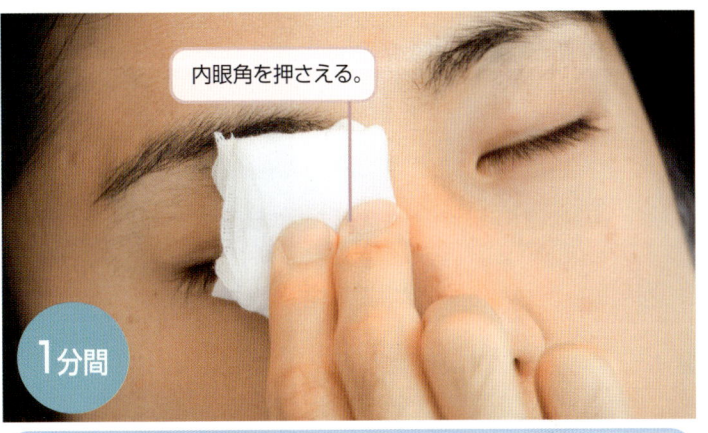

EVIDENCE
- 薬液が皮膚に付着すると、接触性皮膚炎の原因になりやすい。
- 点眼後、すぐにまばたきをすると、薬液が涙とともに流出する。
- 薬液が涙嚢から下鼻道に流れないよう、内眼角を押さえる。

STUDYING

そのほか、知っておきたい点眼時のポイント

- コンタクトレンズ使用者は、点眼前にレンズを外す。装用したまま点眼すると、薬剤がレンズに吸収され、そこから高濃度の薬剤が徐々に放出される危険がある。
- 2種類以上の薬剤を点眼する場合は、最初の点眼から5分間隔で次の点眼を行う。涙液の産生速度と結膜還流から、最初の薬液が吸収されるには最低5分かかるからである。この際、水性薬剤→粘性薬剤→非水性薬剤の順に投与する。点眼・点入を続けて行う場合は、先に点眼を行う。
- 懸濁性の点眼薬は、使用前によく振る。

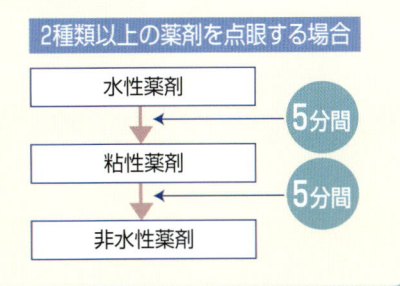

2種類以上の薬剤を点眼する場合

水性薬剤　↓　5分間
粘性薬剤　↓　5分間
非水性薬剤

CHAPTER 2

点眼・点入

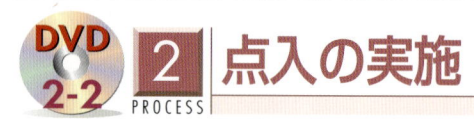

2 点入の実施

PROCESS

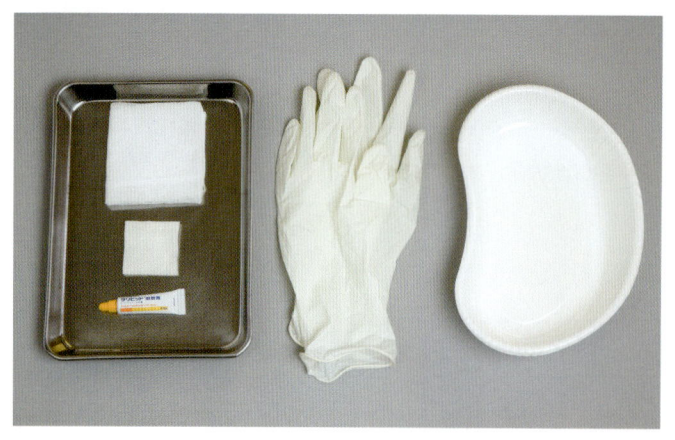

❶ 手指衛生を行い、指示確認と薬剤準備、必要物品の準備を行う。

必要物品
❶ 処方箋 　または電子カルテの処方確認画面
❷ 眼軟膏
❸ 拭き綿 　（0.02％グルコン酸クロルヘキシジン液）
❹ ガーゼ
❺ 手袋
❻ 膿盆

❷ ベッドサイドで患者氏名を呼び、ネームバンドを確認。処方箋（画面）の患者氏名と一致していることを確認し、与薬の説明を行う。

❸ 再度、処方箋（画面）で指示確認をする。

❹ 患者を坐位または仰臥位にする。

❺ 手指衛生を行い、手袋を着用する。

❻ 眼に分泌物があれば、内眼角から外眼角に向けて拭き取る。患者に上方を見てもらい、軟膏チューブの先端が睫毛や眼球、下眼瞼に触れないよう内眼角から外眼角に向かって注入する。

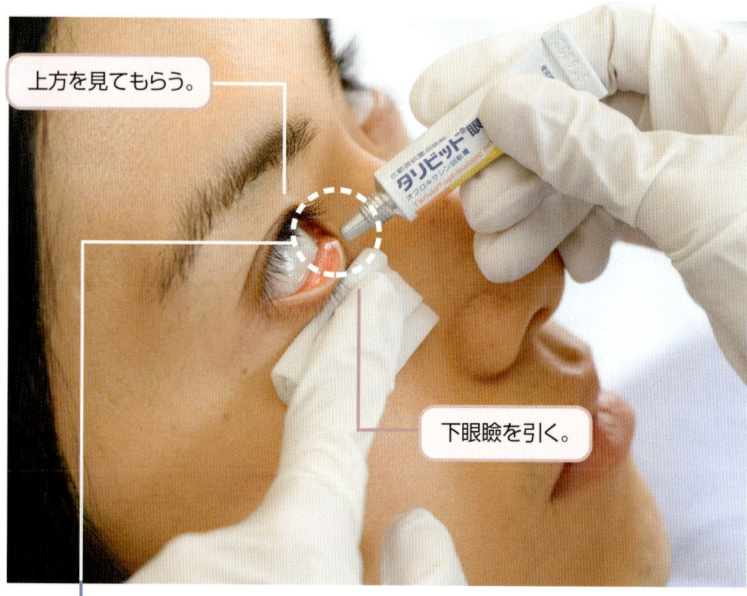

上方を見てもらう。

下眼瞼を引く。

注意！　チューブ先端が眼や眼周囲に触れると、細菌が容器内に入り、感染の原因になるので注意。

❼ 点入後、患者にまばたきをしてもらい、眼軟膏を結膜・角膜表面に広げる。

POINT
● 眼球のマッサージはせず、まばたきをして眼軟膏を広げる。

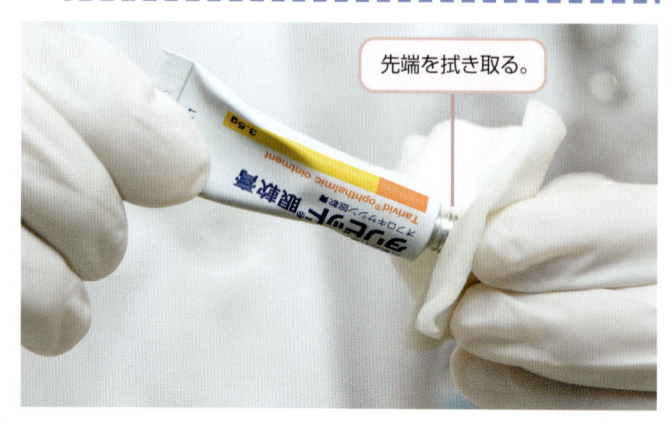

先端を拭き取る。

❽ あふれた眼軟膏は、拭き綿で拭き取る。軟膏チューブ先端は、清潔なガーゼかティッシュペーパーで拭き、ふたをする。

❾ 手袋を破棄して手指衛生を行う。
薬剤名・用量・用法・時間を記録し、物品の後片付けを行う。
患者の状態を観察する。

CHAPTER 3
皮膚貼付剤の貼付

皮膚貼付剤は、主にテープ剤（経皮吸収型製剤）と湿布剤に分けられる。皮膚貼付剤の貼付は、貼付した部位から経皮的に薬剤を吸収させ、全身に薬効を期待する（テープ剤）、あるいは炎症や疼痛のある部位に薬剤を直接貼付し、薬効を期待する（湿布剤）与薬方法である。

目的・適応

1. 貼付した部位から経皮的に薬剤を吸収させ、全身への薬効を期待する。
2. 炎症や疼痛のある局所部位に貼付し、薬効を期待する。

到達目標

1. 皮膚貼付剤の貼付目的・適応を述べることができる。
2. 主な皮膚貼付剤の作用機序がわかる。
3. 適切な皮膚貼付剤の貼付部位を選択できる。
4. 皮膚貼付剤の貼付における注意点を述べることができる。

実施の手順（テープ剤の場合）

＊指示確認の詳細は「経口薬の与薬」参照

手指衛生を行い、指示確認と薬剤準備を行う。

POINT
- 5Rを指差し呼称で確認、薬剤は3回確認、ダブルチェックを行う（p6～7参照）。

ベッドサイドで患者確認を行い、患者に与薬の説明を行う。指示確認を再度行う。

POINT
- ネームバンドで患者確認を行う。
- 与薬の目的、薬の作用を伝える。必要時、薬剤名・貼付枚数・貼り替え日時も伝える。

手指衛生を行い、前回貼付した皮膚貼付剤を確認してはがす。

POINT
- 皮膚に発疹・発赤・ただれなどがないかを確認する。

新しい皮膚貼付剤を貼付する部位を選択する。

POINT
- 前回貼付した部位とは、別の部位を選択する。
- はがれにくい部位、特に認知症や不穏患者の場合は、患者の手の届かない部位を選択する。
- 発疹・発赤・ただれなどがない部位を選択する。

皮膚貼付剤に日時を記載し、皮膚に貼付する。

手指衛生を行う。記録、後片付け、観察を行う。

POINT
- 薬剤ごとに貼付時間が異なるので注意する。

CHAPTER 3

GENERAL INFORMATION

テープ剤の特徴と貼付部位

近年、経皮的に吸収させた薬効を全身に作用させるテープ剤（TTS：Transdermal Therapeutic System, 経皮治療システム）が開発され、簡便な方法として処方されることが多くなった。
ニトログリセリンなどはテープ剤が主流になっており、最近では気管支拡張薬、麻薬性鎮痛薬などもその適応となっている。

利点

- 経口与薬に適さない患者に適応できる。
- 消化管障害の回避ができる。
- 食事の影響を受けない。
- 一定の血中濃度が得られる。
- 副作用出現時に貼付中止可能。
- 持続性がある。
- 臭い、苦味が強い薬も投与可能。

欠点

- 脂溶性が低く、分子量が大きいと透過されにくい。
- 貼付部位により吸収が異なる。
- 皮膚刺激、接触性皮膚炎が生じることがある。
- 血中濃度が一定のために、耐性ができる。
- 貼付を中止しても、薬効の消失が遅い。

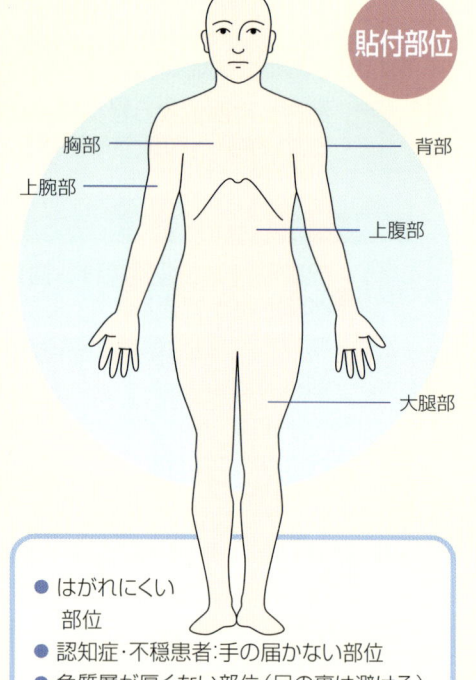

貼付部位

胸部、上腕部、背部、上腹部、大腿部

- はがれにくい部位
- 認知症・不穏患者：手の届かない部位
- 角質層が厚くない部位（足の裏は避ける）
- 前回と別の部位（皮膚のかぶれ、副作用を避ける）

湿布剤の種類と作用

湿布剤には温湿布剤、冷湿布剤、パップ剤があり、主な湿布剤は表のとおりである。
なお、温湿布は配合されているビタミンE、カプサイシンの皮膚血管の血流促進作用で温かさを感じるが、体表面積温度の上昇をもたらすわけではない。

主な湿布剤と商品例

種類	商品例
温湿布剤	MS温シップ
	ハーネシップ
	GSプラスターH
冷湿布剤	MS冷シップ
	キュウパップ・M
パップ剤	カトレップ
	ミルタックス
	アドフィード
	ロキソニンパップ

皮膚貼付剤の貼付

テープ剤の貼付

DVD 3-1 PROCESS

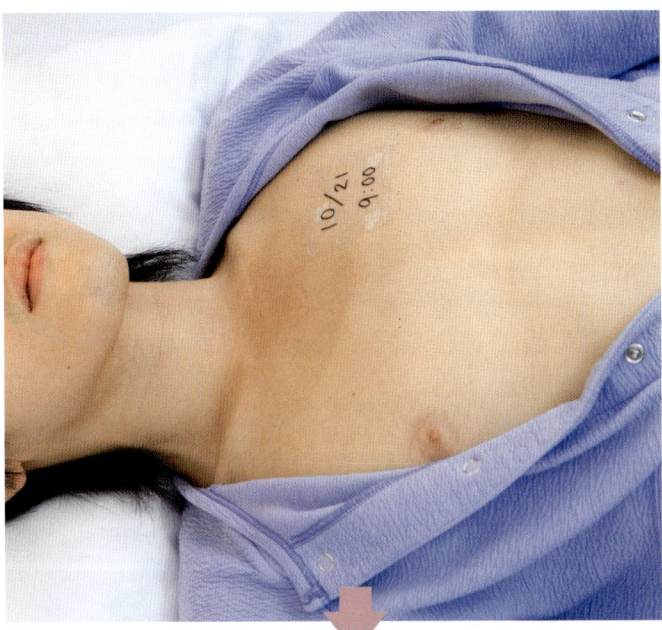

❶ 手指衛生を行い、指示確認と薬剤準備、必要物品の準備を行う。

❷ ベッドサイドで患者の氏名を呼び、ネームバンドを確認し、処方箋（画面）の患者氏名と一致していることを確認する。患者に与薬の説明を行う。必要時、薬剤名・貼付枚数・貼り替え日時を伝える。

❸ 再度、処方箋（画面）で指示確認を行う。

❹ 手指衛生を行い、必要時患者の衣服を脱がせ、前回貼付したテープ剤を確認して、はがす。

POINT
- 貼付していた皮膚に発疹・発赤、ただれなどがないか確認する。

❺ 新しいテープ剤の貼付部位を選択する。

POINT
- 前回と貼付部位を替える。はがれにくい部位、患者の手が届かない部位（認知症・不穏患者など）を選択する。発疹・発赤、ただれなどがない部位を選択する。

❻ テープ剤に貼付日時を記載し、皮膚に貼る。

❼ 患者の衣服を整え、手指衛生を行う。記録を行い、患者の状態を観察する。

POINT
- 薬剤名・用量（貼付枚数）・貼付時間・貼付部位を記録する。
- 薬剤の作用・副作用について、観察を行う。

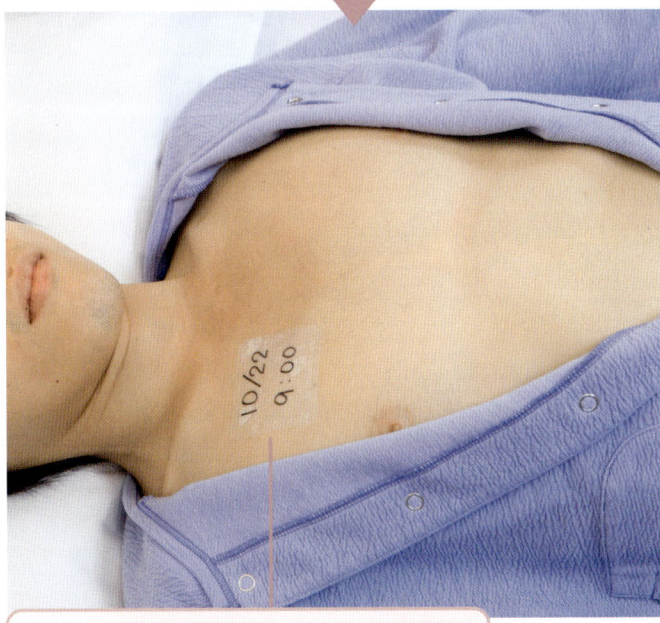

テープ剤に貼付日時を記載してから、皮膚に貼る。

STUDYING

麻薬性鎮痛薬の取り扱い

フェンタニルなどの麻薬性鎮痛薬は、癌性疼痛をコントロールするためなどに使用される。貼り替えを行う際、使用済みのテープ剤は返却用の袋に入れ、必ず、薬剤部（麻薬管理者）に返却する。

CHAPTER 4
吸入薬の与薬

吸入薬の与薬は、薬剤を気道に直接作用させることができるため、
内服薬に比べて少量で効果を得られる。
作用は気道に限られ、全身性の副作用を減少させることもできる。

目的・適応

1. 薬剤を気道に直接作用させ、内服薬に比べて少量で効果を得ると同時に、全身性の副作用を減少させる。
2. 気管支喘息、慢性呼吸不全（COPD）などの呼吸器疾患患者に適応される。

到達目標

1. 吸入薬与薬の目的・適応を述べることができる。
2. 吸入薬の種類に応じた吸入方法がわかる。
3. 吸入指導が行える。
4. 吸入後の観察が行える。

実施の手順

＊指示確認の詳細は「経口薬の与薬」参照

- 手指衛生を行い、指示確認と薬剤の準備を行う。
  - **POINT**
    - 5Rを指差し呼称で確認。薬剤は3回確認。ダブルチェックを行う（p6〜7参照）。

- ベッドサイドで患者確認を行い、指示確認を再度行う。
  - **POINT**
    - ネームバンドで患者確認を行う。

- 患者に与薬の説明を行う。
- 患者の姿勢を整える。
  - **POINT**
    - 薬剤を見せながら、薬の作用を説明する。
    - 薬剤名、1回の吸入回数、吸入方法を説明する。

- 吸入を実施する。
  - **POINT**
    - 姿勢によって吸入薬の到達部位が変化する。

- 吸入後、患者にうがいをしてもらう。
- 患者の呼吸状態の変化を観察する。記録、後片付けを行う。
  - **POINT**
    - 薬剤は口腔内に沈着するため、嚥下・内服しないよう、うがいを行う。

吸入薬の与薬

GENERAL INFORMATION

吸入薬の特徴

吸入療法では、肺へ到達した薬剤のほぼ全量が生態利用される。吸入薬の与薬は、少量で高濃度の薬剤を直接気道に作用させることができ、全身性の副作用を減少させることが可能となる。経口薬に比べて、効果の発現も早い。

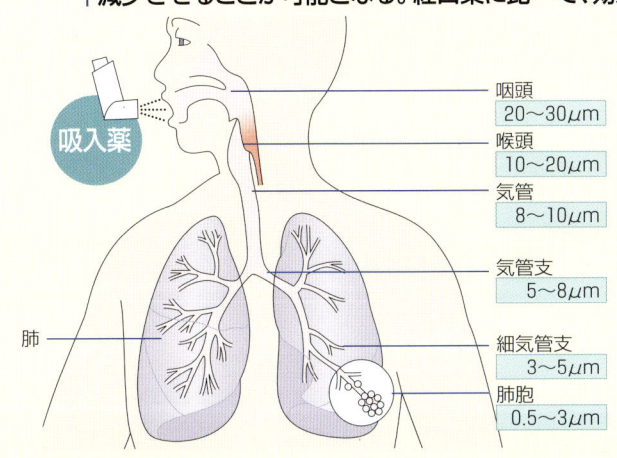

咽頭 20〜30μm
喉頭 10〜20μm
気管 8〜10μm
気管支 5〜8μm
細気管支 3〜5μm
肺胞 0.5〜3μm

POINT
- 吸入の手技により、薬剤の取り込みの程度に影響を及ぼす。正しい手技で吸入できるよう、患者への指導が必要である。
- 薬剤の粒子径により、気道内の主な沈着部位が異なる。

吸入薬の剤型別特徴

吸入薬の剤型には、定量噴霧式吸入器（MDI）とドライパウダー吸入器（DPI）がある。
MDIは、代替フロンガスとの混合で1回50〜80μLの薬剤が噴霧される。粒子径は3〜8μmで、細気管支から気管支領域に多く沈着する。
DPIは、薬剤粉末の塊を勢いよく吸い込むことで、粒子径6μm未満の粒子をより多く吸入できる。

定量噴霧式吸入器（MDI）

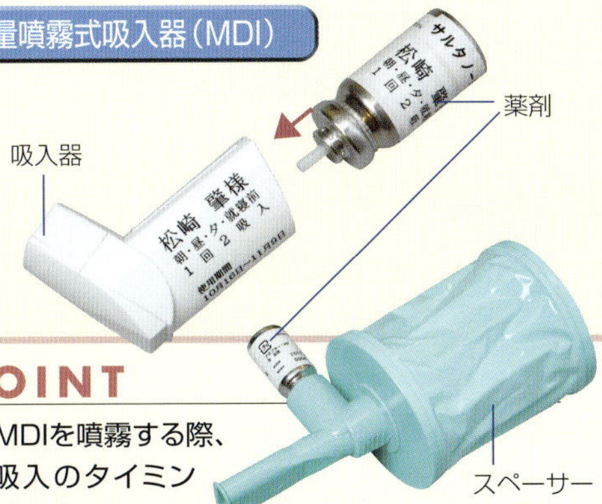

POINT
- MDIを噴霧する際、吸入のタイミングが合わないと、大部分の薬剤が口腔内に沈着してしまう。噴霧直後は粒子径が大きいため、肺に到達しにくい。
- 薬剤の口腔内沈着を防ぐため、スペーサー（吸入補助器具）を用いるとよい。噴霧したエアロゾルが容器にたまり、粒子が小さくなる。また、弁がついているため、吸気のタイミングを合わせる必要がない。

ドライパウダー吸入器（DPI）

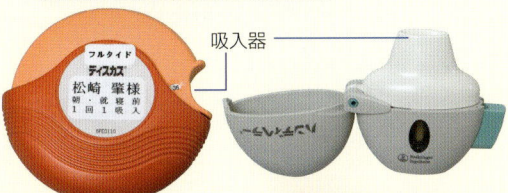

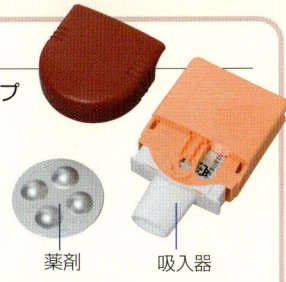

POINT
- さまざまなタイプがあり、製品ごとに使用法が異なる。
- すばやく吸入することでエアロゾルを発生させるため、吸気流量を確保できない患者には使用が難しい。

CHAPTER 4

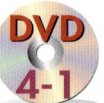

吸入の実施（定量噴霧式吸入器:MDIの場合）

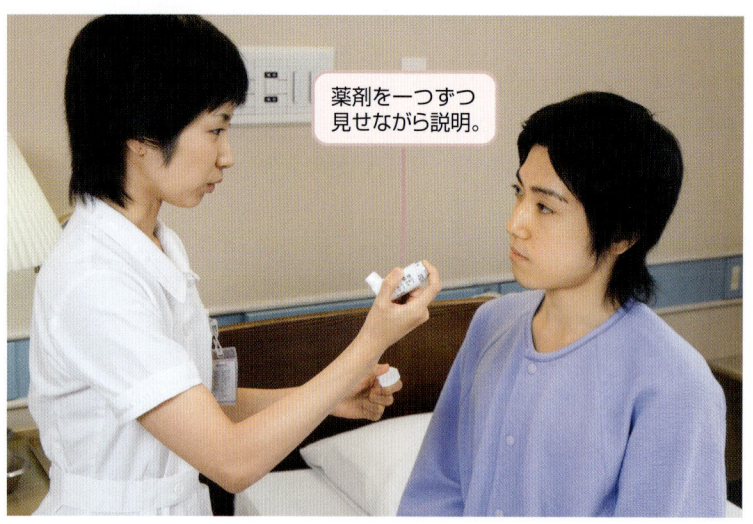

DVD 4-1 PROCESS

> 薬剤を一つずつ見せながら説明。

❶ 手指衛生を行い、指示確認と薬剤準備、必要物品の準備を行う。

❷ ベッドサイドで患者の氏名を呼び、ネームバンドを確認し、処方箋（画面）の患者氏名と一致していることを確認する。

❸ 再度、処方箋（画面）で指示確認をする。

❹ 患者に与薬の説明を行う。薬剤名、1回の吸入回数、吸入方法など、薬剤を一つずつ見せながら、説明する。

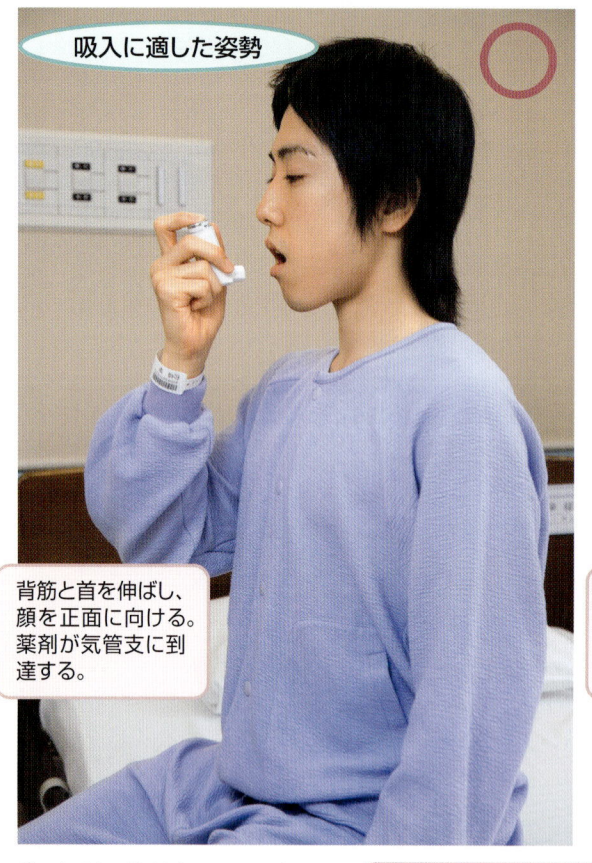

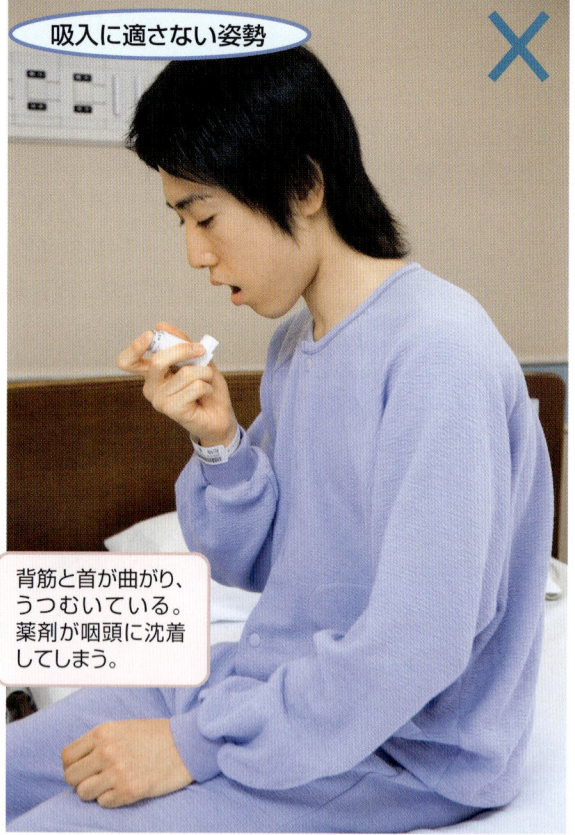

吸入に適した姿勢 ○

> 背筋と首を伸ばし、顔を正面に向ける。薬剤が気管支に到達する。

吸入に適さない姿勢 ×

> 背筋と首が曲がり、うつむいている。薬剤が咽頭に沈着してしまう。

❺ 患者の姿勢を吸入に適した状態に整える。

POINT
- 吸入薬は、1度に2種類以上を与薬することが多い。患者が混同しないよう、薬剤を一つずつ見せながら、説明を行う。
- 初めて吸入薬の与薬をする場合は、事前に患者に吸入方法を見学させたり、吸入練習器を用いて練習してもらうとよい。

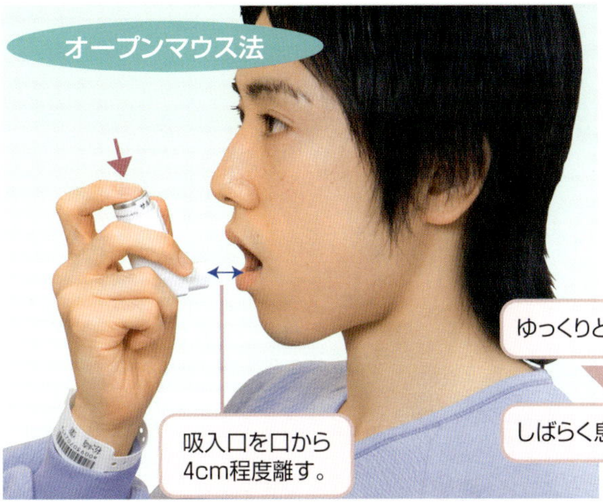

吸入薬の与薬

オープンマウス法
- 吸入口を口から4cm程度離す。

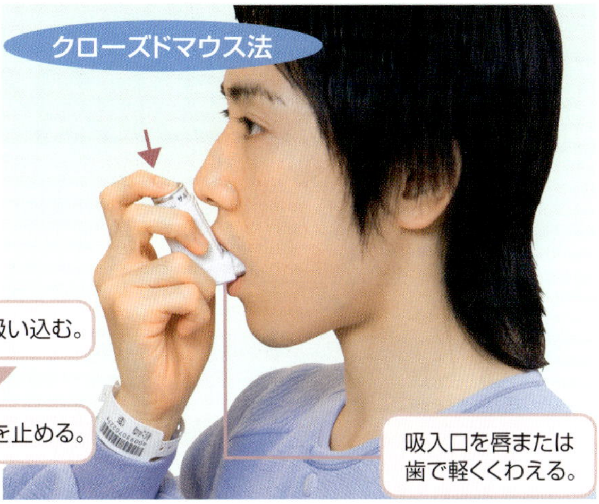

クローズドマウス法
- ゆっくりと吸い込む。
- しばらく息を止める。
- 吸入口を唇または歯で軽くくわえる。

うがいをして、口腔内に付着した薬剤を除去。

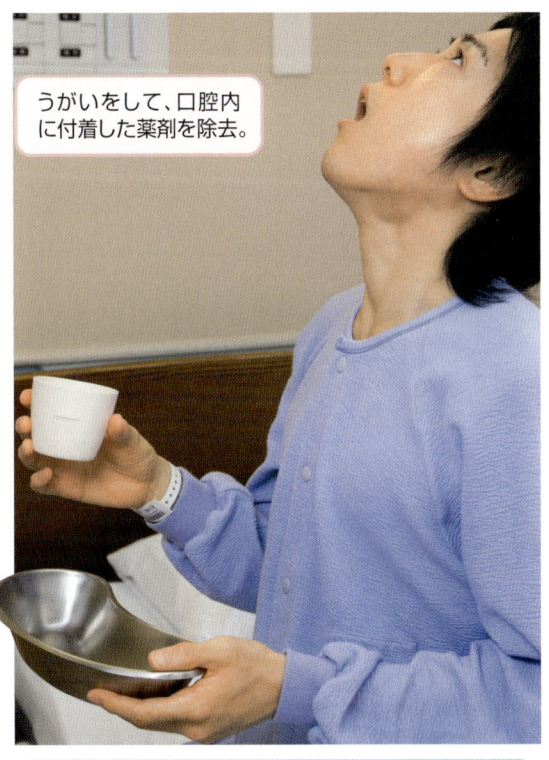

❻ MDIのキャップをとり、よく振って、薬剤を均一にする。

❼ 軽く息を吐き出し、オープンマウス法またはクローズドマウス法で、ボンベの底を押しながら、息をゆっくりと吸い込む。そのまま、しばらく（数秒から10秒程度）息を止める。2噴霧以上必要な場合は、1噴霧した後、もう1度吸入器を振ってから使用する。

❽ 吸入が終了したら、うがいをしてもらう。患者の呼吸状態の変化を観察し、薬剤名・投与量・時間・実施状況を記録し、後片付けを行う。

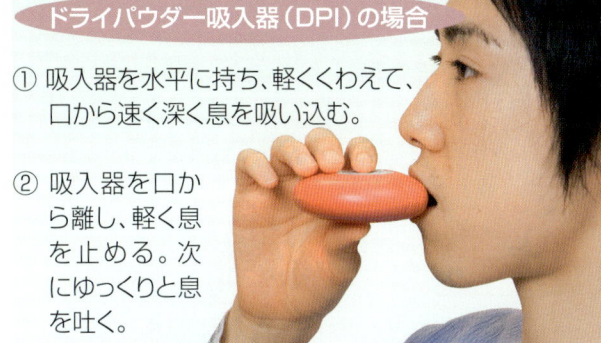

ドライパウダー吸入器（DPI）の場合

① 吸入器を水平に持ち、軽くくわえて、口から速く深く息を吸い込む。

② 吸入器を口から離し、軽く息を止める。次にゆっくりと息を吐く。

EVIDENCE
- どの薬剤も大部分が口腔内に沈着してしまい、そのままでは口腔内に残った吸入薬を嚥下・内服することになる。また、ステロイド薬は口腔内カンジダや嗄声の原因となることがある。

POINT
- 水平に持たないと薬がこぼれたり、口腔内に付着してしまう。
- 息を速く吸うことで薬剤の粒子が細かくなる。

注意！ MDIの使用期間をボンベに記載

MDIは残量表示がなく、薬剤がなくなってもわからない。そのため、噴霧剤のみを吸入してしまうこともある。
MDIの吸入可能回数は薬剤によって異なるため、使用開始日に終了日を確認し、吸入器に記載しておくとよい。

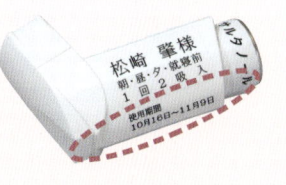

CHAPTER 5
直腸内与薬

直腸内与薬は、直腸粘膜から薬剤を吸収させ、目的の部位に薬剤の作用効果をもたらす。
薬剤の作用は全身作用を期待する場合と、局所作用を期待する場合とがある。

目的・適応

1. 直腸粘膜から薬剤を吸収させ、目的とする部位に薬剤の作用効果をもたらす。
2. 適応：
   - 全身に作用する薬剤の効果を経口与薬より早く得たい場合（解熱・鎮痛薬など）
   - 薬剤を局所的に作用させたい場合（下剤・痔疾患治療薬など）
   - 嘔気・嘔吐、咳嗽などで経口与薬が困難な場合（制吐薬、解熱・鎮痛薬・麻薬など）
   - 意識障害、痙攣を繰り返す患者で経口与薬が難しい場合

* 直腸粘膜に異常がない患者、頻回な下痢症状がない患者であることが大切である。

到達目標

1. 直腸内与薬の目的・適応が述べられる。
2. 患者が直腸内与薬に適しているかどうかアセスメントできる。
3. 患者のプライバシーに配慮できる。
4. 直腸・肛門を損傷することなく、正しく直腸内与薬（坐剤挿入）ができる。
5. 直腸内与薬後、記録・観察ができる。

実施の手順

* 指示確認の詳細は「経口薬の与薬」参照

手指衛生を行い、指示確認と薬剤準備を行う。ベッドサイドで患者確認を行い、与薬の説明を行う。指示確認を再度行う。

POINT
- 5Rを指差し呼称で確認。薬剤は3回確認、ダブルチェックを行う。
- ネームバンドで患者確認を行う。
- 下痢・下血・肛門周囲のただれ、痛みがないことを事前に確認する。

↓

プライバシーに配慮し、体位を整える。

↓

手袋を着用。坐剤に潤滑剤をつける。

POINT
- 綿毛布などで覆い、露出を最小限に。

↓

患者に口呼吸を促す。片手で肛門を開き、もう片方の手で、患者の呼気に合わせて坐剤を挿入する。

POINT
- 坐剤は素手で持つと溶解を始めるため、手袋を着用する。

↓

坐剤挿入後はガーゼで肛門部を押さえる。患者に、腹圧をかけないことを説明する。

POINT
- 患者の呼気に合わせて坐剤を直腸壁に沿わせるように3〜5cm挿入する。

↓

手指衛生を行い、患者の寝衣・体位を整える。記録、後片付け、観察を行う。

POINT
- 薬剤の吸収に約20〜30分必要である。

直腸内与薬

GENERAL INFORMATION

薬剤の作用機序
直腸内与薬は、薬剤が直腸粘膜から吸収され、そのまま全身の体循環に入り、目的とする部位に作用する。直腸静脈叢から門脈には入らないため、肝初回通過効果をほとんど受けず、ほぼ薬剤全量が効果を発揮し、20～30分で作用が出現する。静脈注射とほぼ同じ効果が得られる。

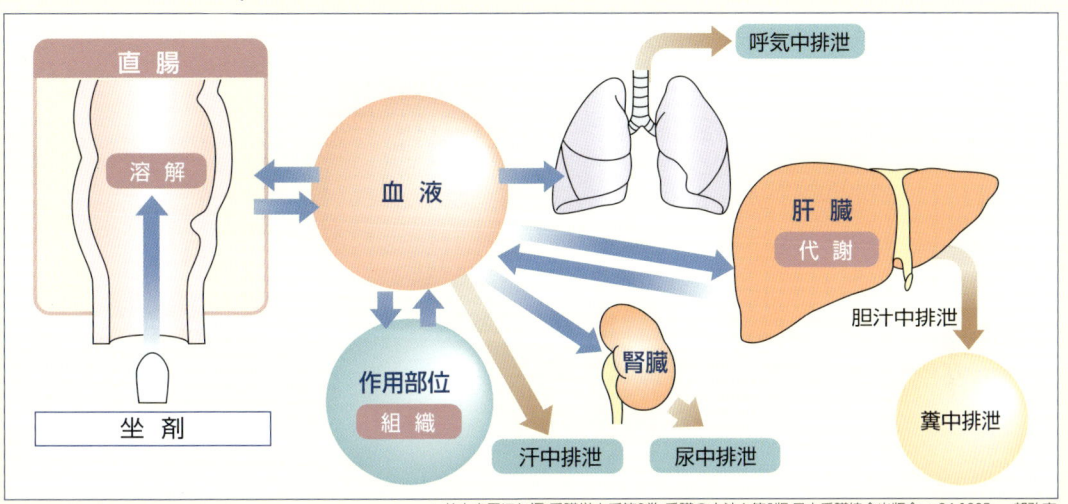

直腸／溶解／坐剤／血液／呼気中排泄／肝臓 代謝／胆汁中排泄／腎臓／糞中排泄／作用部位 組織／汗中排泄／尿中排泄

＊井上幸子ほか編：看護学大系第9巻 看護の方法4 第2版.日本看護協会出版会. p24, 1995, 一部改変.

坐剤の取り扱い
坐剤は主剤（配合剤）と基剤からなる。基剤にはカカオ脂、ラウリン脂などの油脂性、親水性のものが用いられ、直腸内で溶解しやすくなっている。
常温で放置すると軟化するため、冷所に保管する。素手で持つと溶解を始めるため、手袋を着用する。

直腸の解剖
直腸は大腸の終末部で第3仙椎の高さにあり、長さは約20cmである。直腸膨大部と肛門管からなる。肛門管は約2～2.5cmで、内肛門括約筋と外肛門括約筋で形成され、排便・放尿時以外は閉じている。直腸には3つのひだがあり、中直腸横ひだ（コールラウシュひだ）は肛門より約6cm上にあり、直腸診で触れる。
坐剤は肛門から3～5cmの直腸膨大部に挿入する（示指の第2関節まで）。

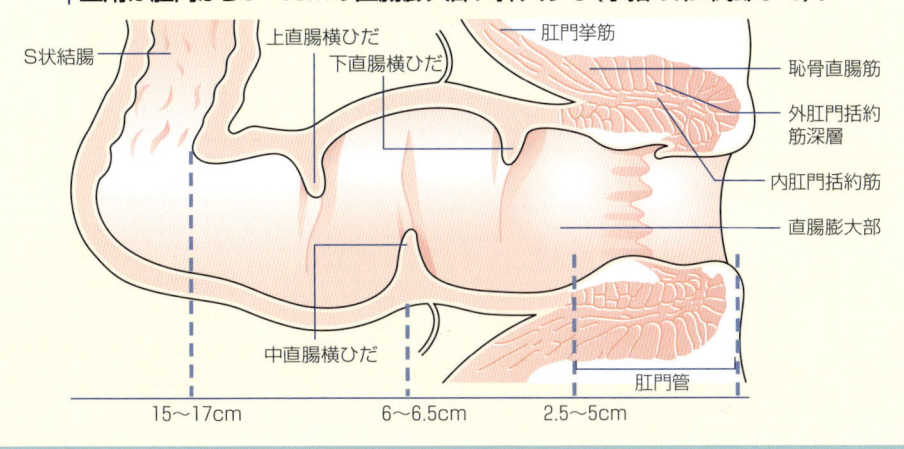

S状結腸／上直腸横ひだ／下直腸横ひだ／肛門挙筋／恥骨直腸筋／外肛門括約筋深層／内肛門括約筋／直腸膨大部／中直腸横ひだ／肛門管
15～17cm　6～6.5cm　2.5～5cm

CHAPTER 5

1 患者のアセスメント
PROCESS

指示された薬剤の作用を確認するとともに、与薬経路として直腸・肛門の状態、頻回な下痢など排便の状態を確認する。また、直腸内与薬は薬効が早く出現するため、患者の全身状態も十分確認しておく。

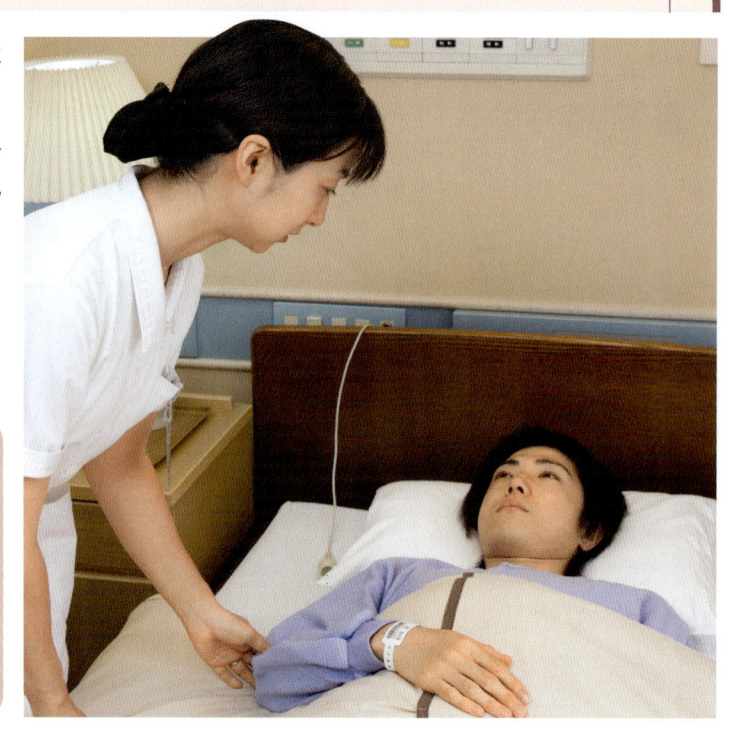

POINT
- 薬剤の患者に期待される作用は？副作用は？
- 1回の用量は適切か？
- 下痢・下血、肛門周囲のただれや痛みはないか？
- 患者のバイタルサインは、安定しているか？

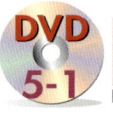

DVD 5-1　2 直腸内与薬の実施
PROCESS

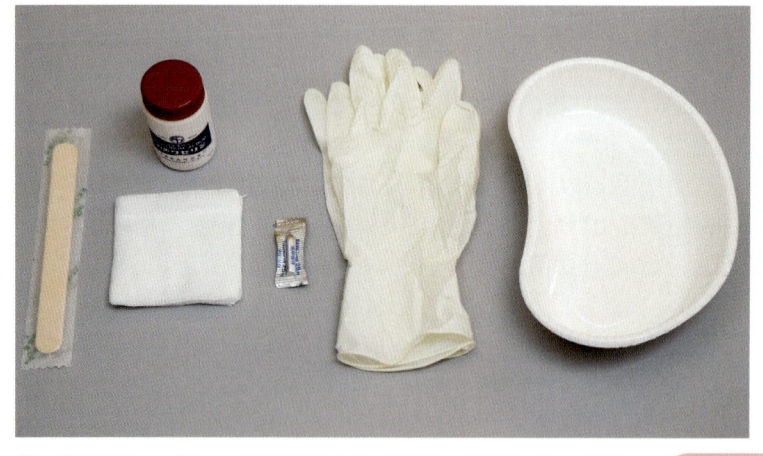

必要物品
1. 処方箋 または電子カルテの処方確認画面
2. 坐剤
3. 潤滑剤（ワセリンなど）
4. ガーゼ
5. 手袋
6. 膿盆
7. 下剤目的の場合：便器、ポータブルトイレ

＊以下、処方箋または電子カルテの処方確認画面は「処方箋（画面）」と記す。

❶ 手指衛生を行い、指示確認と薬剤準備、必要物品の準備を行う。

❷ ベッドサイドで患者の氏名を呼び、ネームバンドを確認し、処方箋（画面）の患者氏名と一致していることを確認する。患者に与薬の説明を行う。

❸ 再度、処方箋（画面）で指示確認をする。

POINT
患者への説明ポイント
- 直腸内与薬の目的について（坐剤の作用）。
- 坐剤挿入方法と体位について。
- 坐剤挿入の刺激で便意を催すこと。
- 坐剤吸収のため、しばらく排便は我慢すること。

直腸内与薬

患者が側臥位をとれない場合は、仰臥位で片方の膝を屈曲させるとよい。

膝を屈曲させる。

肛門部を突き出す。（実際には、綿毛布をかけ、寝衣を下ろしている）

素手で持つと溶解する。

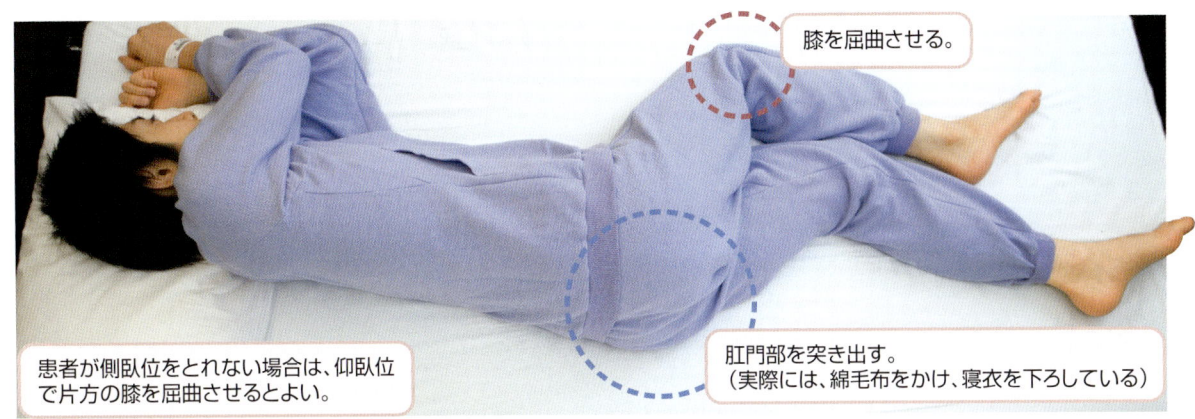

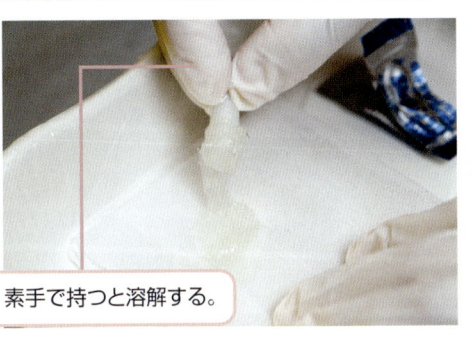

❹ カーテンを引き、プライバシーに配慮する。患者を側臥位にし、膝を屈曲させる。患者の寝衣を下げ、綿毛布などで下半身を覆い、できるだけ露出を少なくする。

❺ 手袋を着用し、坐剤を包装から取り出す。坐剤に潤滑剤をつける。

❻ 患者に口呼吸を促し、力まないよう、肛門の緊張を緩めるよう説明する。片手で肛門を開くようにし、もう片方の手で坐剤を持つ。

POINT
- 挿入時、抵抗を感じる場合は無理に押し進めず、挿入方向を少し変えてみる。
- 便の中に坐剤を押し込むと、吸収されないので注意。

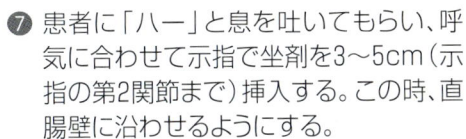

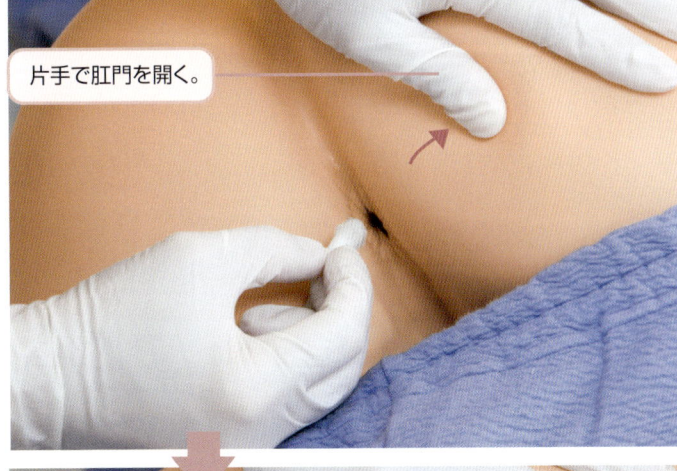

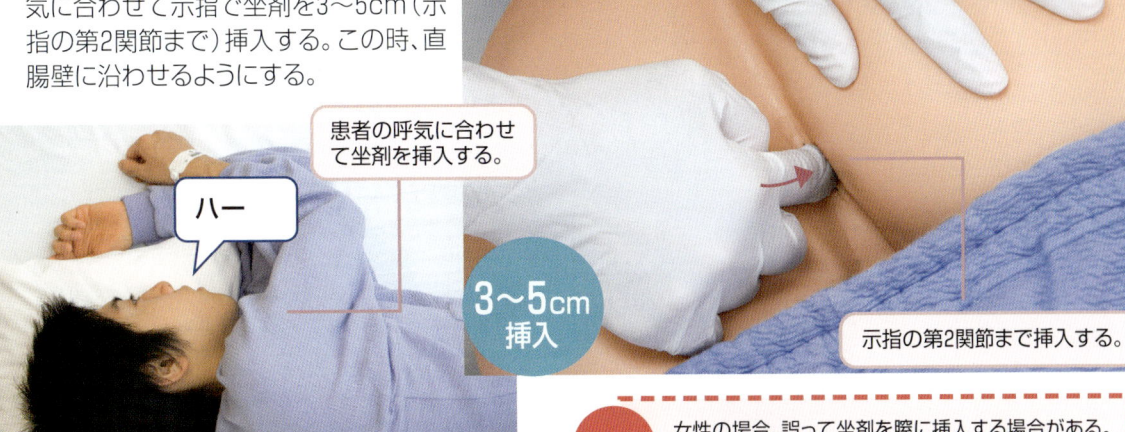

❼ 患者に「ハー」と息を吐いてもらい、呼気に合わせて示指で坐剤を3〜5cm（示指の第2関節まで）挿入する。この時、直腸壁に沿わせるようにする。

片手で肛門を開く。

ハー

患者の呼気に合わせて坐剤を挿入する。

3〜5cm挿入

示指の第2関節まで挿入する。

注意! 女性の場合、誤って坐剤を膣に挿入する場合がある。その際は患者に説明し、了解を得て取り出す。

CHAPTER 5 直腸内与薬

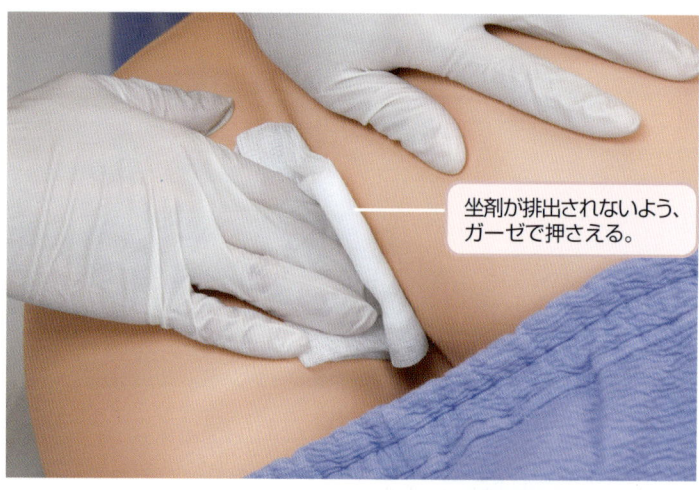

CHAPTER 5

直腸内与薬

❽ 坐剤挿入後は、ガーゼでしばらく肛門を押さえ、患者に足を伸展してもらう。

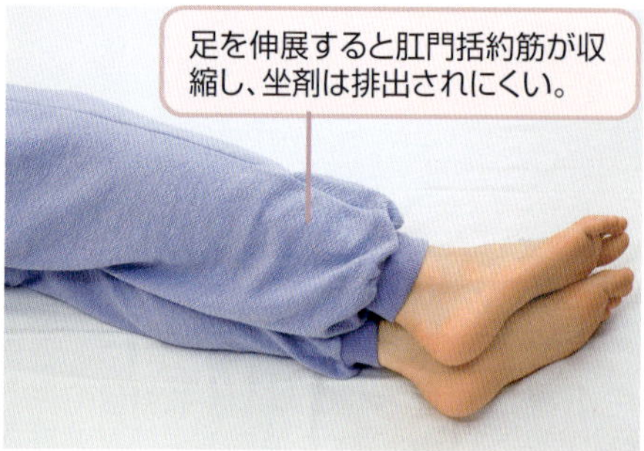

> 坐剤が排出されないよう、ガーゼで押さえる。

> 足を伸展すると肛門括約筋が収縮し、坐剤は排出されにくい。

❾ ガーゼをはずし、坐剤が確実に挿入されたことを確認する。

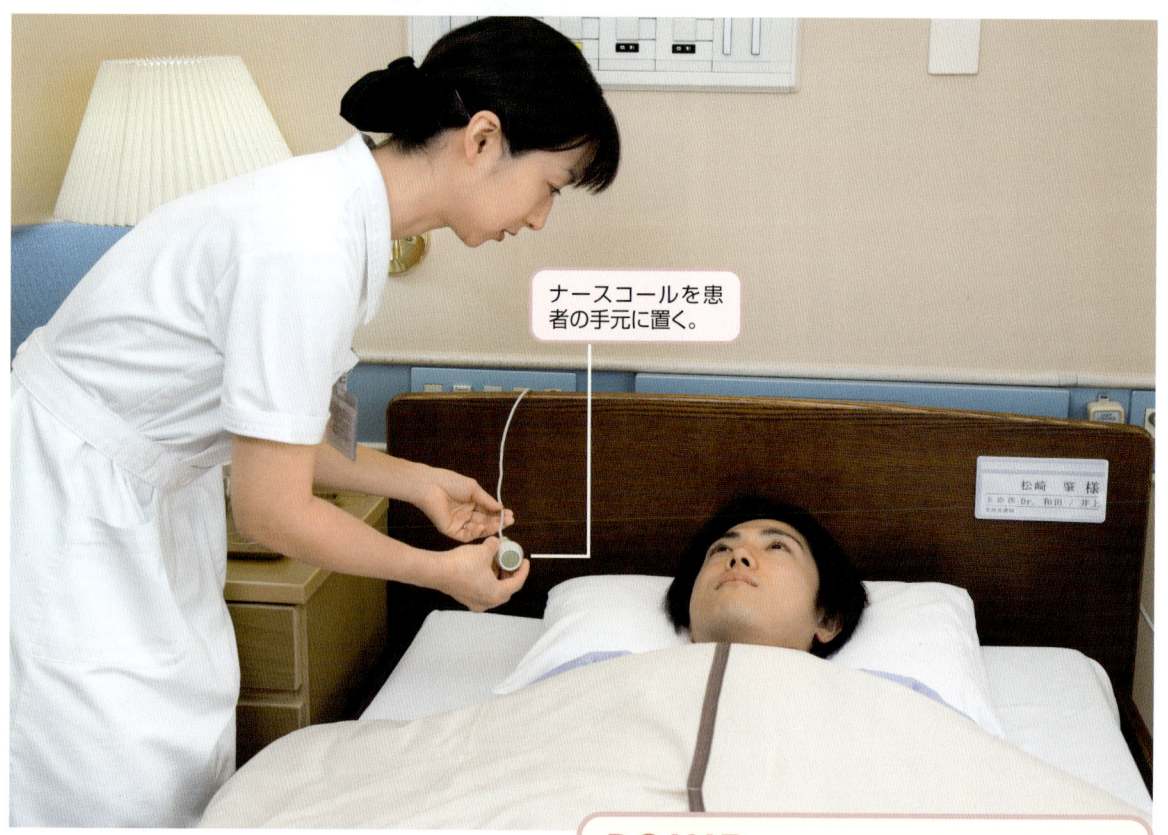

> ナースコールを患者の手元に置く。

❿ 患者に便意を催しても腹圧をかけないこと、もし便とともに坐剤が排出された場合は、看護師を呼ぶよう伝える。

⓫ 手袋を廃棄して手指衛生を行い、患者の寝衣・掛け物を整え、ナースコールを患者の手元に置く。

⓬ 薬剤名・用量・用法・時間を記録し、物品の後片付けを行う。薬剤の作用・副作用について患者の状態を観察し、適宜、記録する。

POINT
- 坐剤は挿入後、約20〜30分もすれば溶解し、直腸からの吸収が始まる。溶解に伴い便意は少しずつ治まるので、しばらく便意を我慢するよう説明する。
- 下剤の場合は、最低5分は排便しないよう説明する。
- 挿入した坐剤が排出された場合は、薬剤の吸収が不明なため、医師に報告し、指示をあおぐ。

注意! 解熱・鎮痛薬は、急激な血圧低下をきたす場合があるので注意。

CHAPTER 6
筋肉内注射

　筋肉内注射とは、皮下組織の下にある筋層に薬液を注入することである。筋層は皮下組織より血管に富み、吸収が早く、皮下注射より速やかな薬効を得る。

目的・適応

1. 静脈注射よりも緩徐な薬剤作用の発現を期待する場合
2. 皮下注射よりも早い効果を期待する場合
3. 皮下注射あるいは静脈注射が不適当な薬剤（油性剤・懸濁剤）の場合
4. 局所刺激が強く皮下注射ができない薬剤の場合
5. 皮下注射より多い薬液の注入が必要な場合

到達目標

1. 筋肉内注射の目的・適応を述べることができる。
2. 筋肉内注射に適した部位を選択できる。
3. 筋肉内注射に適した注射針を選択できる。
4. 筋肉内注射を手順に沿って安全に行える。
5. 筋肉内注射後、記録・観察ができる。

実施の手順

手指衛生を行い、必要物品を準備する。指示確認を行い、手袋を着用して薬剤を準備する。患者確認を行い、指示確認を再度行う。患者に与薬の説明を行う。

POINT
- 薬剤準備は、5Rを指差し呼称で確認する。さらに、ダブルチェックを行う（p6〜7参照）。
- ネームバンドで患者確認を行う。

注射部位を選択し、露出する。手袋を着用し、皮下脂肪の厚さを確認する。注射部位をアルコール綿で消毒する。

POINT
- 注射部位は、上腕三角筋の場合は、肩峰から2〜3横指下である。中殿筋の場合は、前後の上腸骨棘を結ぶ線上の前1/3の部位である。

注射針のキャップを外し、空気を抜く。刺入部に注射針を2〜2.5cm刺入する。内筒をやや引き、血液の逆流、痛み、しびれがないことを確認する。

POINT
- 中殿筋部：90度、上腕三角筋部：45〜90度の角度で針を刺入する。
- 血液逆流があれば、速やかに針を抜き、別の部位を選択する。

薬液をゆっくりと注入する。注射針を抜き、アルコール綿で押さえ、注射部位のマッサージを行う。

POINT
- マッサージで局所の疼痛を消失させ、薬液の吸収を促進させる。

全身および局所を観察する。注射針はリキャップせず、針廃棄容器に捨て、後片付け、手指衛生、記録を行う。

POINT
- 薬剤の空容器は、廃棄する前に注射ラベルや注射処方箋確認画面で、もう1度5Rを確認する。

CHAPTER 6

GENERAL INFORMATION

筋肉内注射の部位

皮膚は、表皮・真皮・皮下組織から構成される。筋層は皮下組織の下に位置し、皮下組織より血管に富む。筋肉内注射は、よく発達している筋層で神経・血管が少ない部位を選択する。一般に中殿筋部、上腕三角筋部が適している。

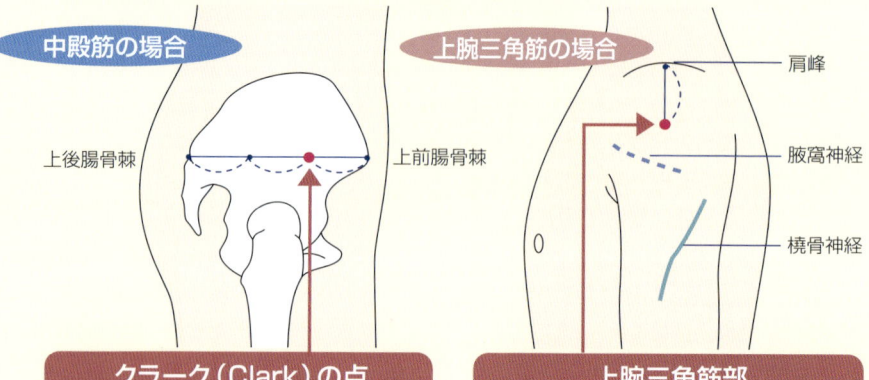

中殿筋の場合
上後腸骨棘／上前腸骨棘

上腕三角筋の場合
肩峰／腋窩神経／橈骨神経

クラーク(Clark)の点
上前腸骨棘と上後腸骨棘を結ぶ線の上前腸骨棘側の1/3の部位。

上腕三角筋部
肩峰から2〜3横指(約2.5〜4.5cm)下。腋窩神経の走行に注意する。

注射針の選択・薬液吸収速度

注射針には、刃角度が12度のレギュラー・ベベル(RB;regular bevel)、18度のショート・ベベル(SB;short bevel)がある。針の長さはインチ(inch)で表される。

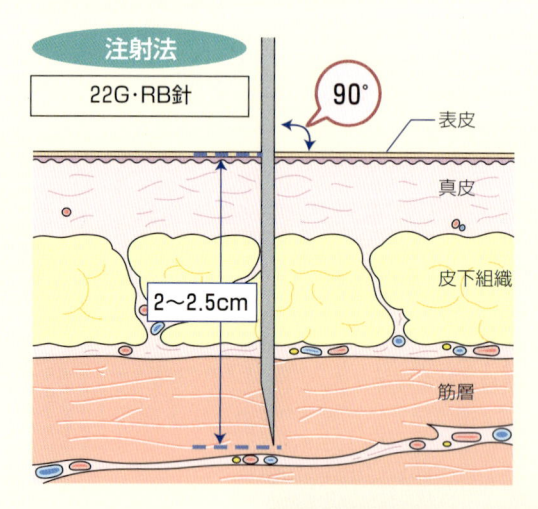

注射法
22G・RB針　90°
表皮／真皮／皮下組織／筋層
2〜2.5cm

注射針の選択

	筋肉内注射	皮下注射	皮内注射
27G			SB3/4
26G			SB1/2
25G		RB1	
24G		RB1・1 1/4	
23G	RB1・1 1/4	RB1・1 1/4	
22G	RB1・1 1/4・1 1/2		
21G	RB1 1/2		

＊ 表内の数値＝インチ
＊ 1インチ＝約25mm　3/4インチ＝約19mm　1/2インチ＝約13mm
　1 1/4インチ＝約32mm　1 1/2インチ＝約38mm
＊ 刃角度12度:RB(regular bevel)・刃角度18度:SB(short bevel)

	薬液吸収速度 (静脈注射を1とする)	薬効発現時間	通常投与量 (最大投与量)
筋肉内注射	1/5	10〜20分	1〜4mL(5mL)
皮下注射	1/10	20〜30分	0.5〜1mL(2mL)
皮内注射	1/10以下	15〜30分	0.1mL(0.1mL)

筋肉内注射

DVD 6-1 PROCESS 1 指示確認と薬剤の準備（アンプルの場合）

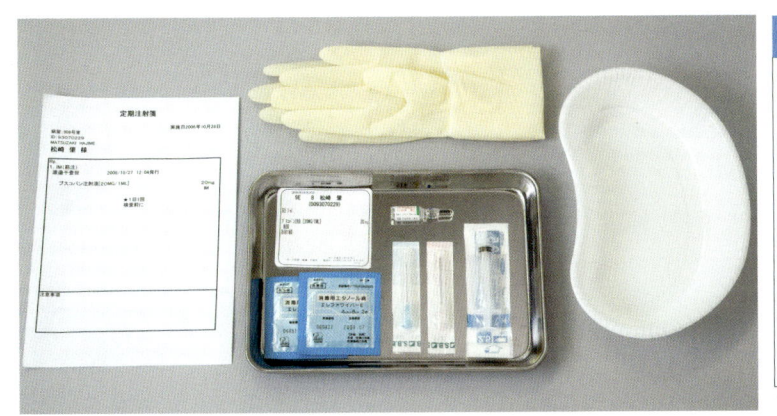

必要物品

1. 注射処方箋または電子カルテの処方確認画面
2. 注射ラベル
3. 薬剤
4. 注射器（薬液量に応じて）
5. 注射針
   - 18G（薬剤準備用）
   - 21〜23G RB針（筋肉内注射用）
6. アルコール綿
7. 手袋
8. 針廃棄容器
9. トレー、膿盆

＊以下、注射処方箋または電子カルテの処方確認画面は、「注射処方箋（画面）」と記す。

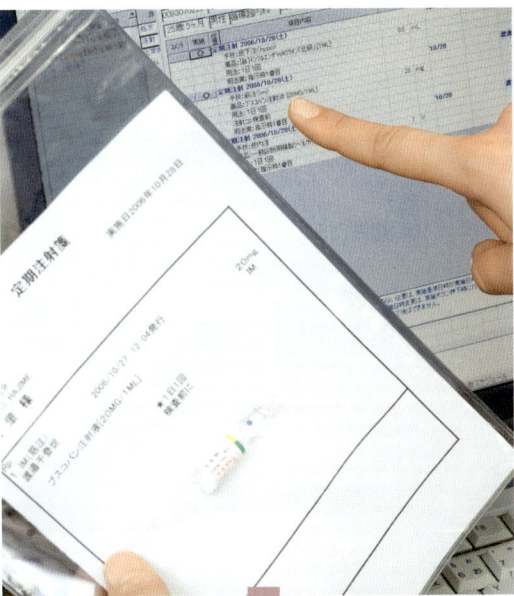

1. 手指衛生を行い、必要物品を準備する。

2. 薬剤と注射処方箋（画面）を指差し呼称し、5Rを確認する。

3. 薬剤と注射処方箋（画面）、さらに注射ラベル（注射器に吸引された薬剤の内容を常に表すもの）を指差し呼称し、5Rを確認する。

4. 手指衛生を行い、手袋を着用する。注射器を準備する。

POINT
薬剤の確認作業

● 処方箋や処方確認画面から、必ず5Rを指差し呼称で確認する。
   正しい薬剤（Right Drug）　正しい用量（Right Dose）
   正しい用法（Right Route）　正しい時間（Right Time）
   正しい患者（Right Patient）

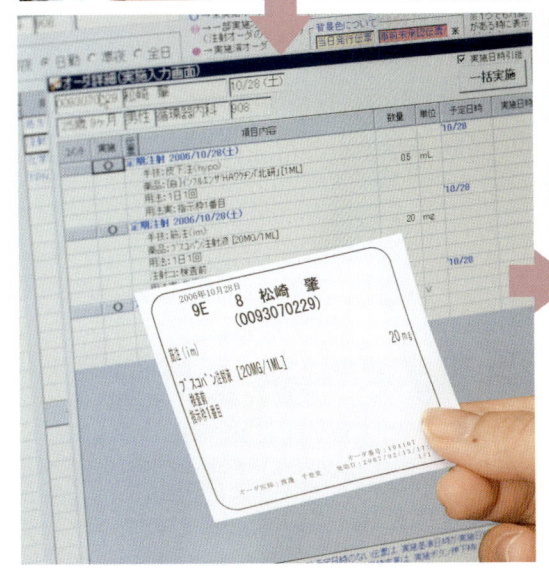

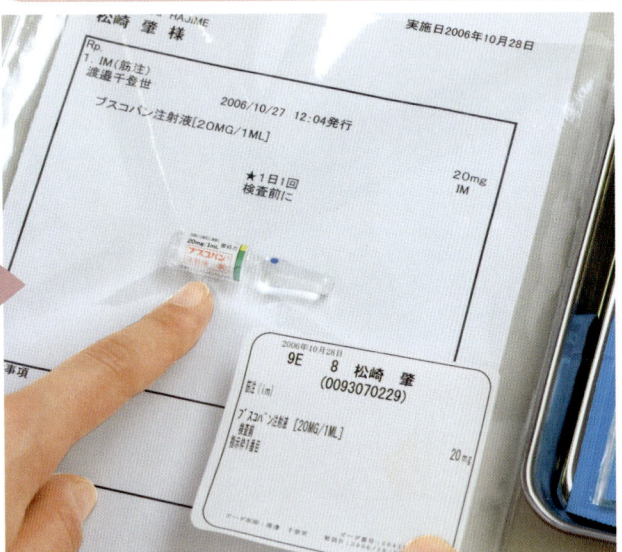

CHAPTER 6　筋肉内注射

CHAPTER 6

― アルコール綿

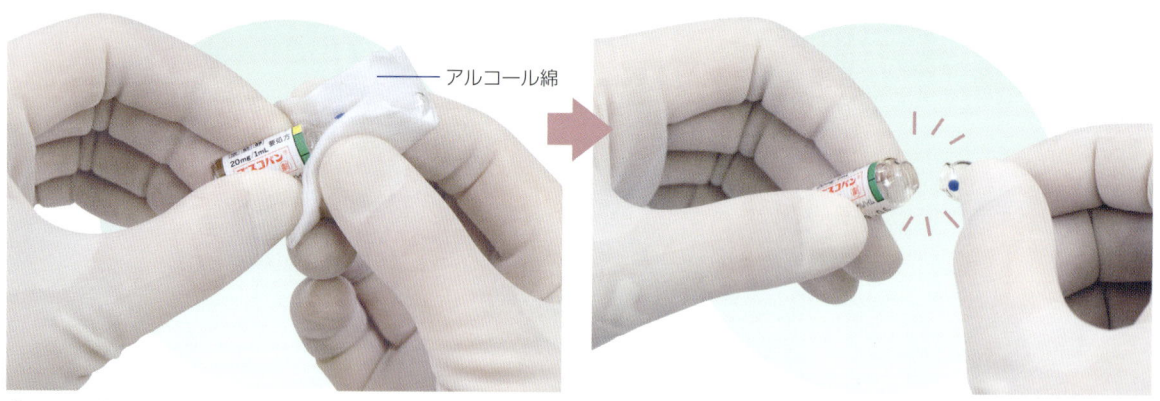

❺ アンプルのくびれ部分をアルコール綿で消毒する。

❻ アンプルのくびれ部分を折る。

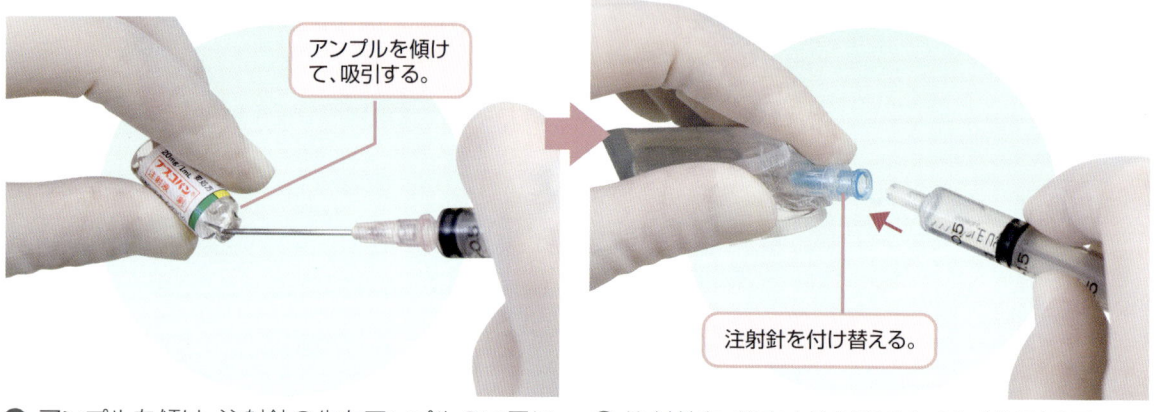

アンプルを傾けて、吸引する。

注射針を付け替える。

❼ アンプルを傾け、注射針の先をアンプルの口元に挿入し、薬液を吸引する。

❽ 注射針を、筋肉内注射用のものに付け替える。

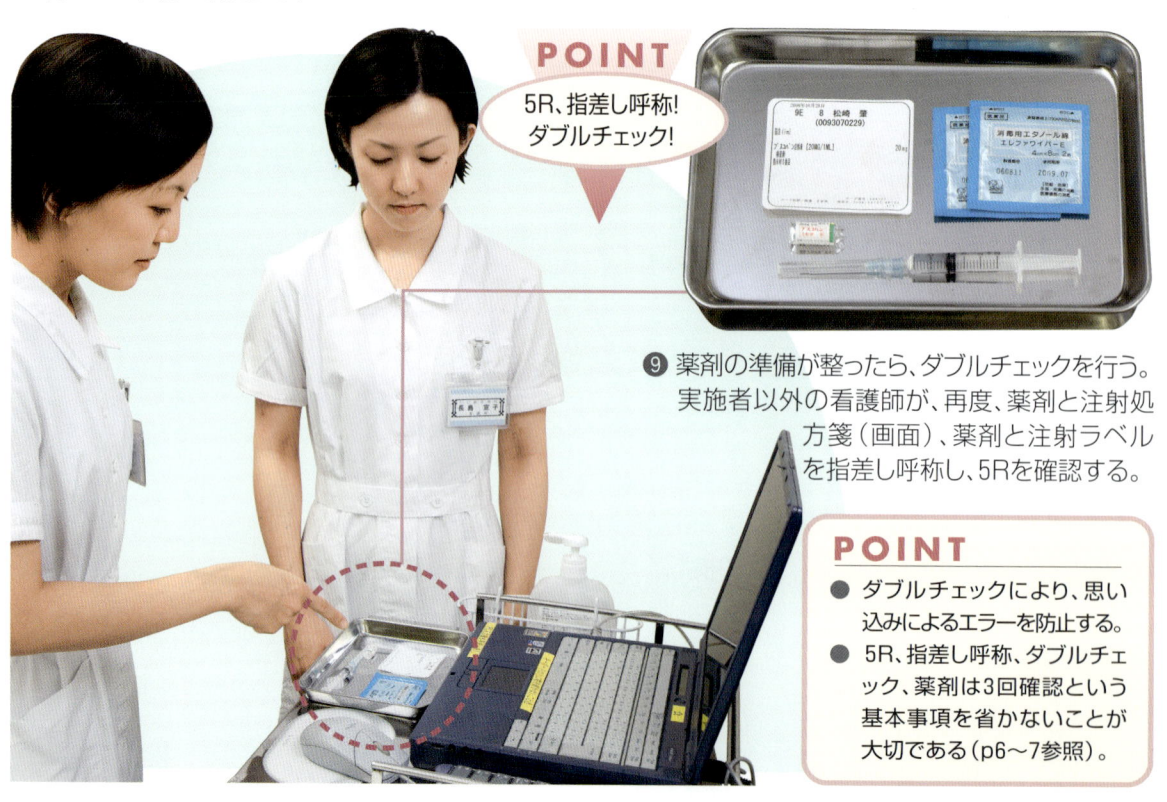

POINT
5R、指差し呼称!
ダブルチェック!

❾ 薬剤の準備が整ったら、ダブルチェックを行う。実施者以外の看護師が、再度、薬剤と注射処方箋(画面)、薬剤と注射ラベルを指差し呼称し、5Rを確認する。

POINT
- ダブルチェックにより、思い込みによるエラーを防止する。
- 5R、指差し呼称、ダブルチェック、薬剤は3回確認という基本事項を省かないことが大切である(p6~7参照)。

筋肉内注射

DVD 6-2〜4 PROCESS 2 筋肉内注射の実施

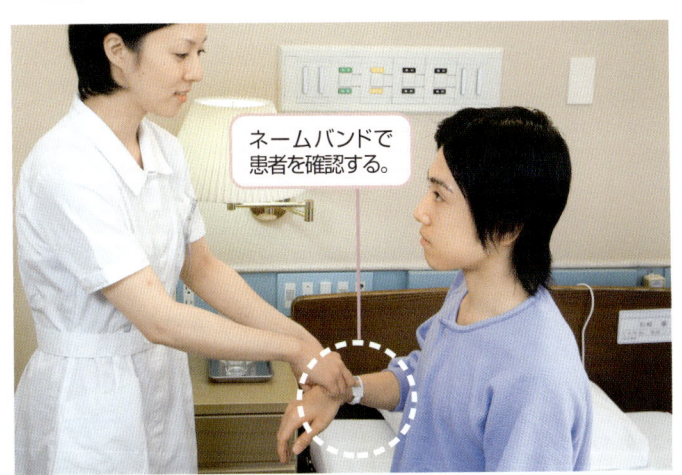

❶ 患者氏名を呼び、ネームバンドで患者本人であることを確認する。さらに、注射処方箋（画面）の患者氏名と一致していることを確認する。再度、注射処方箋（画面）、注射ラベル、薬剤の5Rを指差し呼称し、指示確認を行う。患者に与薬の目的、薬の作用などを説明する。

> ネームバンドで患者を確認する。

POINT
- 電子カルテの場合は、最新表示をクリックして、指示内容に変更がないことを確認する。
- 患者氏名・薬剤名・1回量・投与経路・投与日時を再確認する。

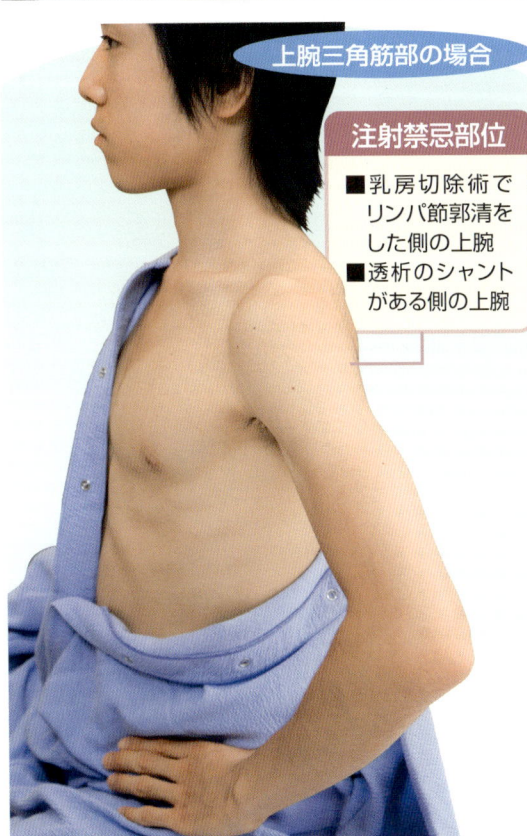

上腕三角筋部の場合

注射禁忌部位
- 乳房切除術でリンパ節郭清をした側の上腕
- 透析のシャントがある側の上腕

注射部位：肩峰の2〜3横指下の部位。

皮下脂肪の厚さを確認する。

消毒後は、乾燥を待つ。

❷ 患者に、腰に手を当て、肘関節を軽く曲げてもらう。注射部位は肩峰を探し、その2〜3横指（約2.5〜4.5cm）下の三角筋部である。

❸ 手袋を着用し、注射部位の皮膚をつまんで、皮下脂肪の厚さを確認する。注射部位を伸展させ、アルコール綿で中心から外側へ円を描くように消毒する。

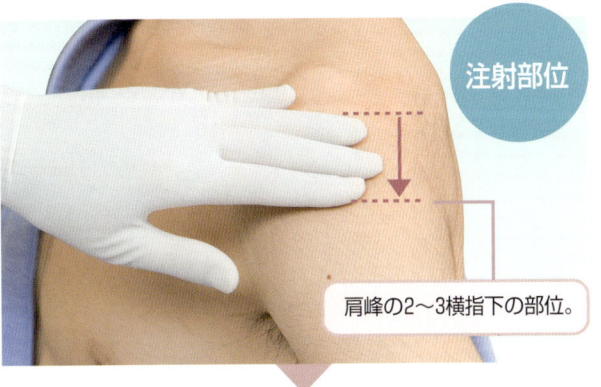

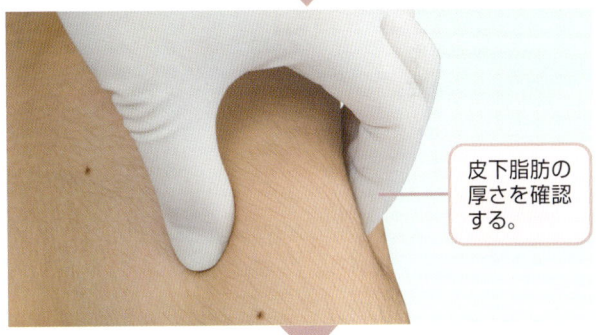

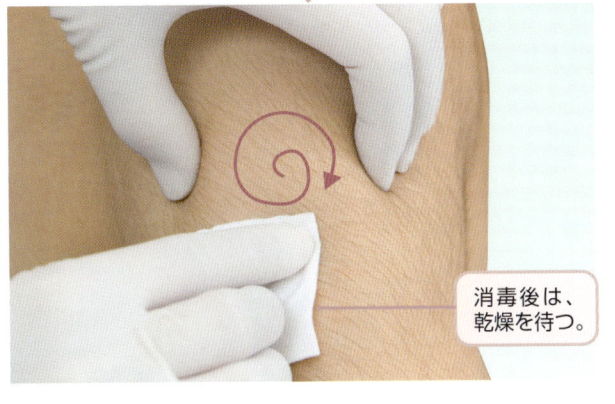

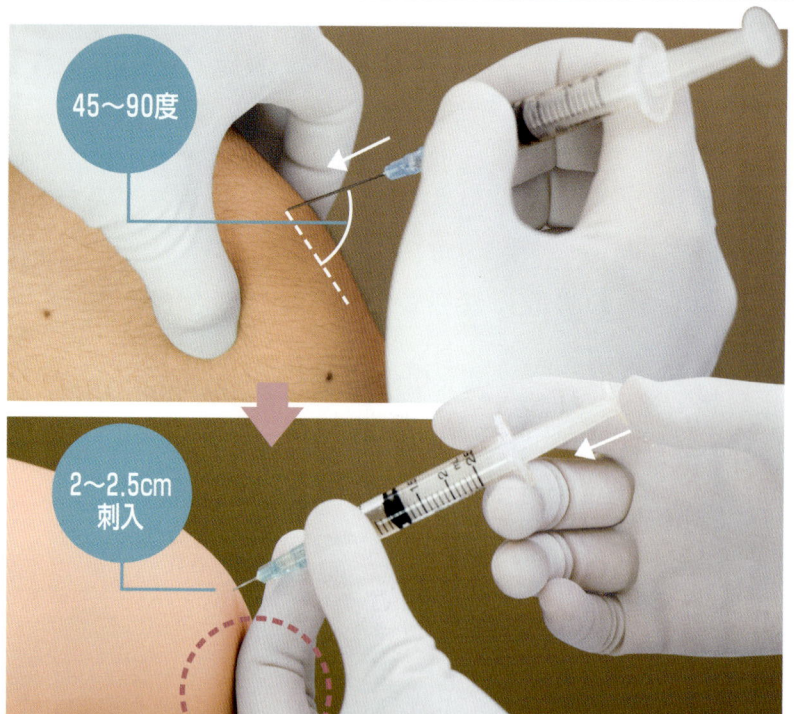

CHAPTER 6

筋肉内注射

45〜90度

2〜2.5cm刺入

注射器を持つ手を皮膚に固定する。

❹ 注射針のキャップを外し、注射器を垂直にして完全に注射器内の空気を抜く。

❺ 皮下組織をつまみ、患者に声をかけ注射針を45〜90度の角度で、2〜2.5cm刺入する。

❻ 内筒を軽く引いて血液の逆流、痛み、しびれがないことを確認する。薬液をゆっくりと注入する。

❼ 針を抜き、アルコール綿で軽く押さえる。その後、注射部位を十分にマッサージする。

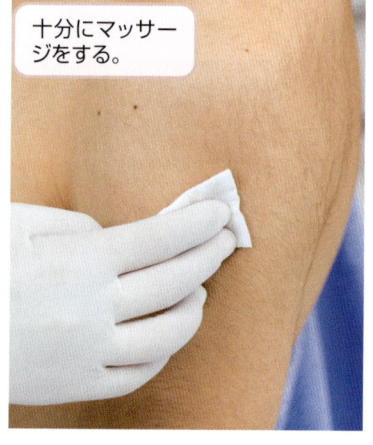

十分にマッサージをする。

POINT
- 刺入時に血液の逆流があれば、速やかに針を抜き、別の部位を選択する。
- 薬液注入時は、注射部位・全身状態の変化に注意する。
- 筋肉内注射後のマッサージは、局所の疼痛を緩和させ、薬液の吸収を促進させる。

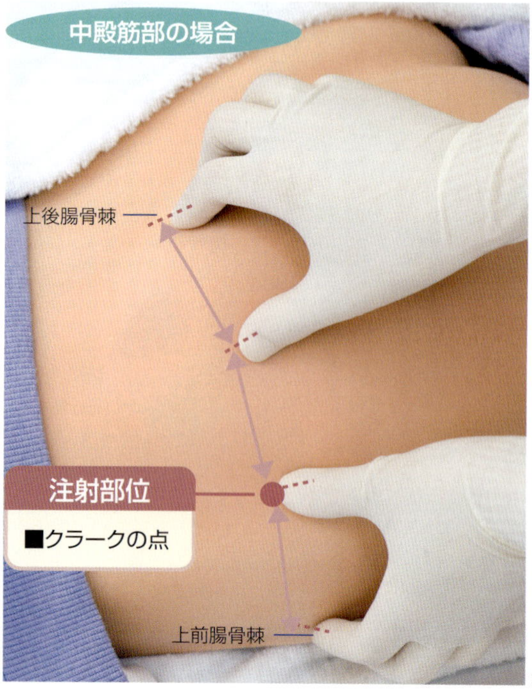

中殿筋部の場合

上後腸骨棘

注射部位
■クラークの点

上前腸骨棘

❽ 患者の寝衣を整え、全身・局所を観察する。注射針はリキャップせず、針廃棄容器に捨てる。後片付け、手指衛生、記録を行う。
空アンプルは廃棄時に、注射ラベルまたは注射処方箋（画面）で5Rを確認する。

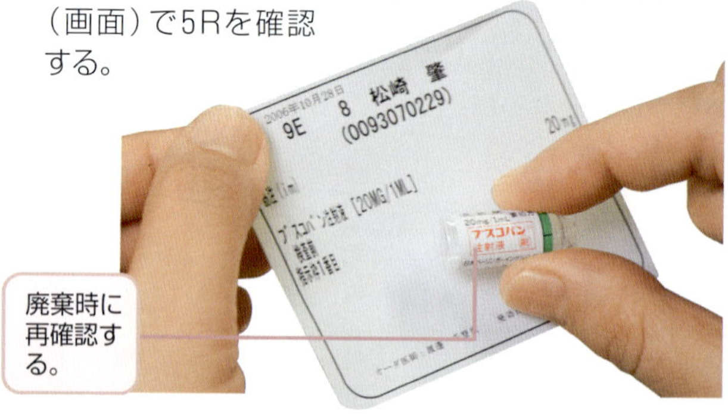

廃棄時に再確認する。

POINT
- 腹臥位で中殿筋部を露出する場合は、患者の羞恥心を考慮し、不必要な露出を避ける。

注）中殿筋部の注射部位として、ほかにもvon Hochstetterの部位や4分3分法などもある。

CHAPTER 7
皮下注射

皮下注射とは、薬液を皮下組織内に注入することである。
筋肉内注射に比べ、薬液の体内への吸収は緩徐で、効果は持続的である。

目的・適応

1. インスリン投与（最も一般的）
2. 内服や直腸内投与が適さない薬剤、およびその不適応患者（例:末期癌の疼痛コントロールに対する塩酸モルヒネ注持続皮下注）
3. 予防接種（例:インフルエンザHAワクチン、麻疹生ワクチン）
4. 緩徐な吸収を目的とし、筋肉内注射が適さない薬剤（例:サンドスタチン®）

到達目標

1. 皮下注射の目的・適応を述べることができる。
2. 皮下注射に適した部位を選択できる。
3. 皮下注射に適した注射針を選択できる。
4. 皮下注射を手順に沿って安全に行える。
5. 皮下注射後の記録・観察ができる。

実施の手順

＊指示確認と薬剤準備は「筋肉内注射」参照

- 手指衛生を行い、必要物品を準備する。指示確認を行い、手袋を着用して薬剤を準備する。

  POINT
  - 薬剤準備は、5Rを指差し呼称で確認する。さらに、ダブルチェックを行う（p6〜7参照）。

- 患者確認を行い、指示確認を再度行う。患者に与薬の説明を行う。

  POINT
  - ネームバンドで患者確認を行う。

- 注射部位を選択し、露出する。手袋を着用し、皮下脂肪の厚さを確認する。注射部位をアルコール綿で消毒する。

  POINT
  - 患者の体格（皮下脂肪の厚さ）を確認する。
  - 注射部位は上腕後側部の場合、肩峰と上腕後面肘頭を結ぶ線上の下方1/3の部位である。

- 注射針のキャップを外し、空気を抜く。皮下脂肪をつまみ、注射針を10〜30度の角度で1〜1.5cm刺入する。内筒をやや引き、血液の逆流がないことを確認する。

- 薬液をゆっくりと注入する。注射針を抜き、アルコール綿で押さえ、軽くマッサージを行う。

  POINT
  - 皮下注射を頻回に行う場合は、前回実施した部位からずらしたり、反対側の腕を選択する。
  - 血液の逆流があれば、針を抜いて別の部位を選択する。

- 全身および局所を観察する。注射針はリキャップせず、針廃棄容器に捨て、後片付け、手指衛生、記録を行う。

CHAPTER 7

GENERAL INFORMATION

皮下注射の部位

皮下組織は筋膜や骨膜と結合し、脂肪を含み、血管や皮神経を伴う。皮下注射には、血管・神経の分布が少なく、皮脂厚が5mm以上の部位を選ぶ。一般に上腕後側部、腹部、大腿前外側部が適している。上腕後側部に行う場合は、橈骨神経、上腕動脈に注意する。

＊インスリン注射のように定期的に長期に行われ、かつ患者が自己注射する場合には、腹部が選ばれることが多い。

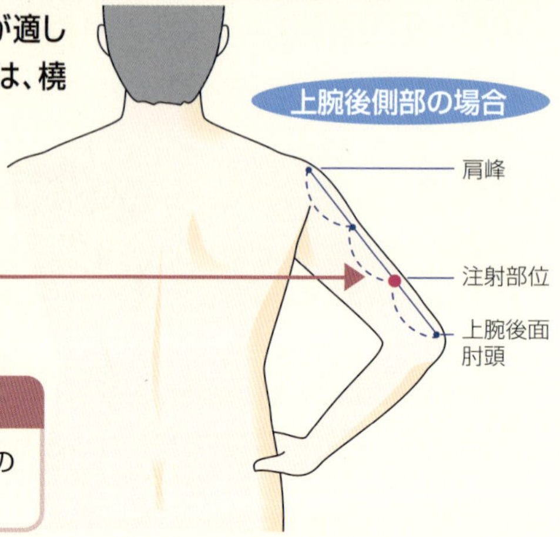

上腕後側部の場合
- 肩峰
- 注射部位
- 上腕後面肘頭

注射の部位
肩峰と上腕後面肘頭を結ぶ線上の下方1/3の部位

注射針の選択・薬液吸収速度

皮下注射には、RB23～25Gの針が使われる。薬液吸収は静脈注射の1/10というゆっくりした速度で行われ、薬効発現までに20～30分かかる。

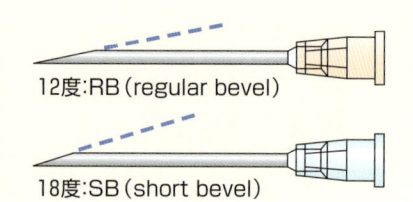

12度：RB (regular bevel)
18度：SB (short bevel)

注射法
25G・RB針　10～30°
表皮／真皮／皮下組織／筋層
1～1.5cm

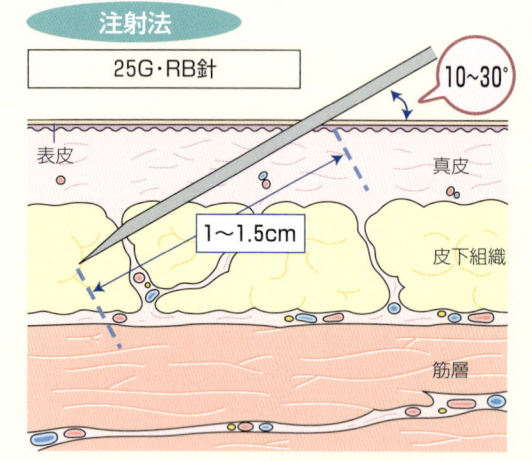

注射針の選択

	皮下注射	筋肉内注射	皮内注射
27G			SB3/4
26G			SB1/2
25G	RB1		
24G	RB1・1 1/4		
23G	RB1・1 1/4	RB1・1 1/4	
22G		RB1・1 1/4・1 1/2	
21G		RB1 1/2	

＊ 表内の数値＝インチ
＊ 1インチ＝約25mm　3/4インチ＝約19mm　1/2インチ＝約13mm
　1 1/4インチ＝約32mm　1 1/2インチ＝約38mm
＊ 刃角度12度：RB (regular bevel)・刃角度18度：SB (short bevel)

	薬液吸収速度（静脈注射を1とする）	薬効発現時間	通常投与量（最大投与量）
皮下注射	1/10	20～30分	0.5～1mL (2mL)
筋肉内注射	1/5	10～20分	1～4mL (5mL)
皮内注射	1/10以下	15～30分	0.1mL (0.1mL)

皮下注射

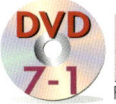

皮下注射の実施（上腕後側部の場合）
DVD 7-1 PROCESS

薬剤は注射器に準備されている。

必要物品
1. 注射処方箋またはは電子カルテの処方確認画面
2. 注射ラベル
3. 薬剤
4. 注射器（1～2.5mL/インスリンの場合は専用注射器）
5. 注射針
   - 18G（薬剤準備用）
   - 23～25G RB針（皮下注射用）
6. アルコール綿
7. 手袋
8. 針廃棄容器
9. トレー、膿盆

＊以下、注射処方箋または電子カルテの処方確認画面は、「注射処方箋（画面）」と記す。

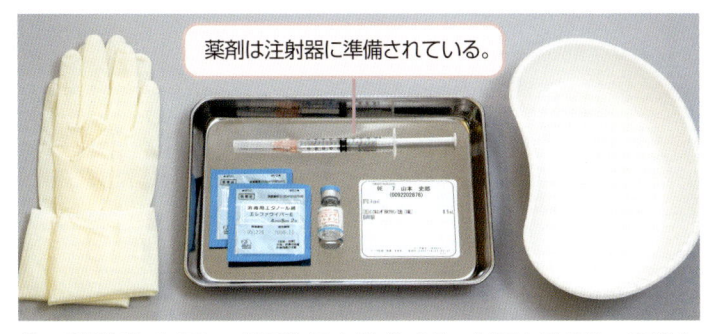

❶ 手指衛生を行い、必要物品を準備する。指示を確認し、手袋を着用し薬剤準備を行う。

❷ 患者氏名を呼び、ネームバンドで患者本人であることを確認する。さらに、注射処方箋（画面）の患者氏名と一致していることを確認する。再度、注射処方箋（画面）、注射ラベル、薬剤の5Rを指差し呼称し、指示確認を行う。
患者に与薬の目的、薬の作用などを説明する。

POINT
- 薬剤準備でバイアルのゴム栓などを刺した針は、針先が鈍化する可能性があるので、刺入用は別の針を用意する。

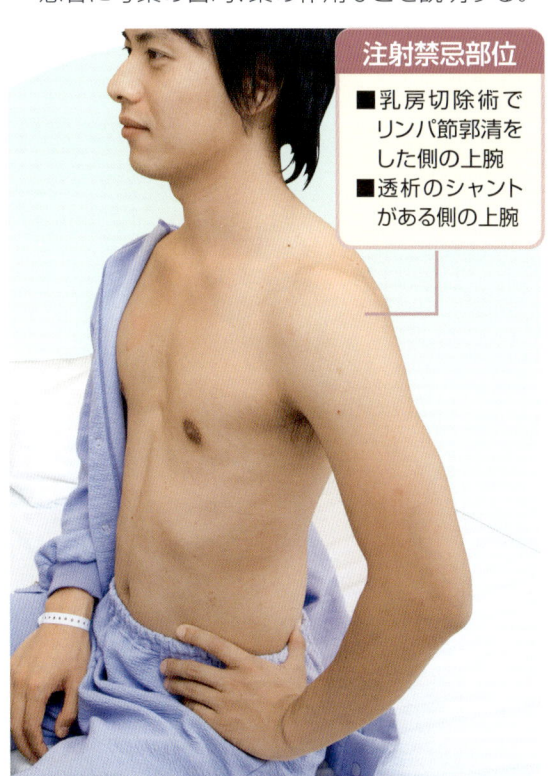

注射禁忌部位
- 乳房切除術でリンパ節郭清をした側の上腕
- 透析のシャントがある側の上腕

肩峰

注射部位
- 肩峰と上腕後面肘頭を結ぶ線上の下方1/3の部位

上腕後面肘頭

皮下脂肪が発達した部位を選ぶ。

❸ 患者に、腰に手を当ててもらい、上腕後面を露出する。

❹ 肩峰と上腕後面肘頭を結ぶ線上の下方1/3を注射部位とする。注射部位の皮膚をつまみ、皮下脂肪の厚さを確認する。

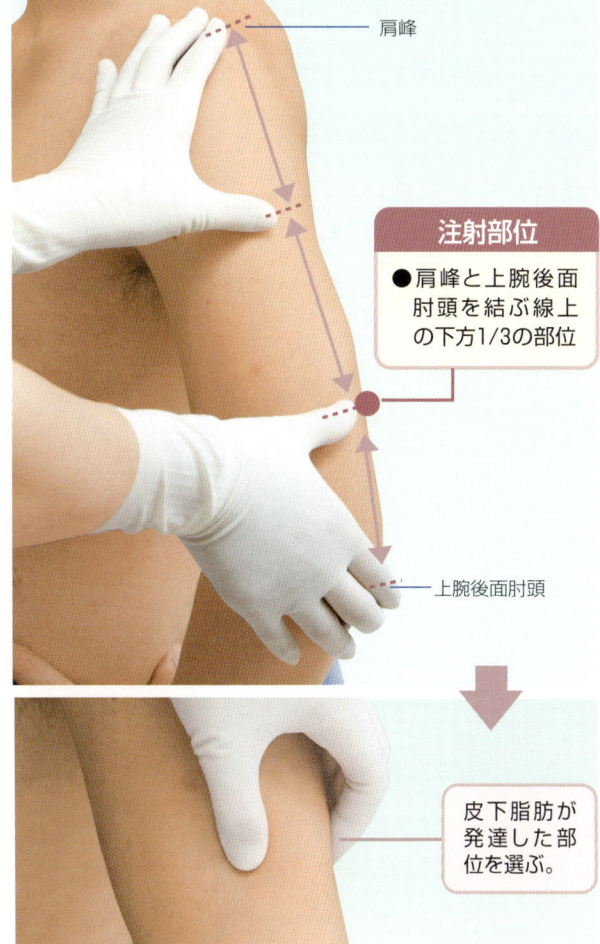

CHAPTER 7 皮下注射

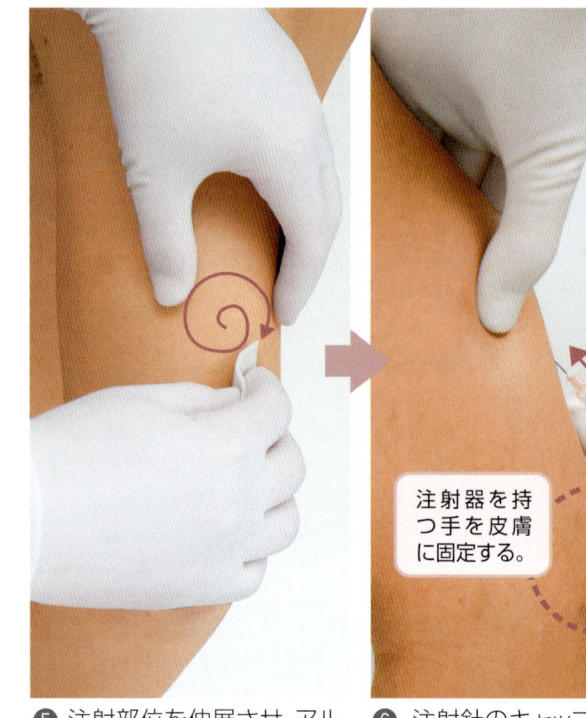

CHAPTER 7

皮下注射

10〜30度
1〜1.5cm

注射器を持つ手を皮膚に固定する。

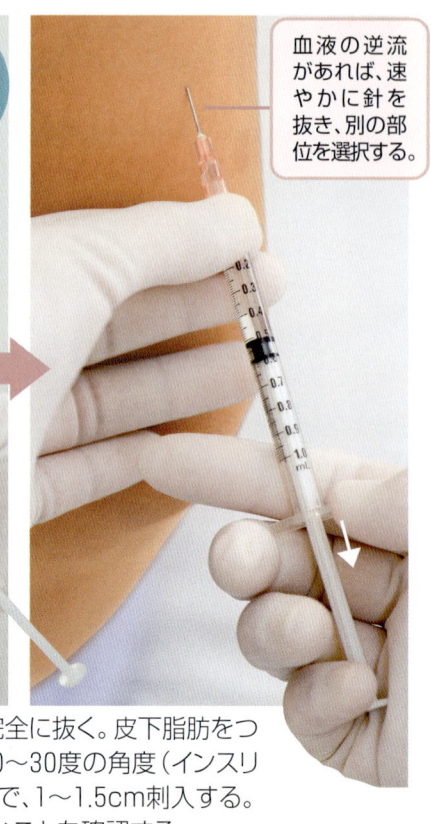

血液の逆流があれば、速やかに針を抜き、別の部位を選択する。

❺ 注射部位を伸展させ、アルコール綿で中心から外側へ円を描くように消毒し、乾燥するのを待つ。

❻ 注射針のキャップを外し、空気を完全に抜く。皮下脂肪をつまみ、患者に声をかけ、注射針を10〜30度の角度（インスリン注射専用の針は短いため90度）で、1〜1.5cm刺入する。内筒をやや引き、血液の逆流がないことを確認する。

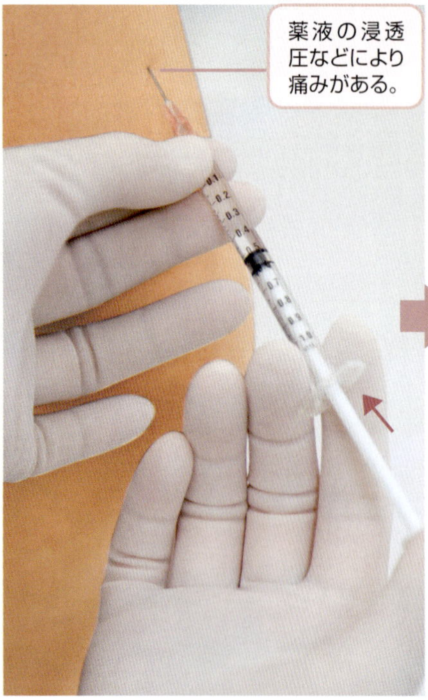

薬液の浸透圧などにより痛みがある。

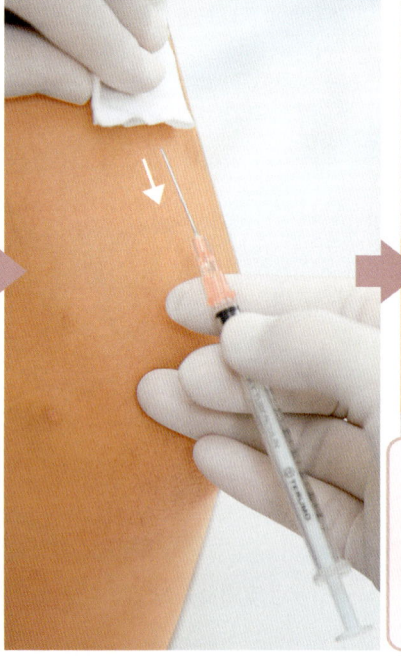

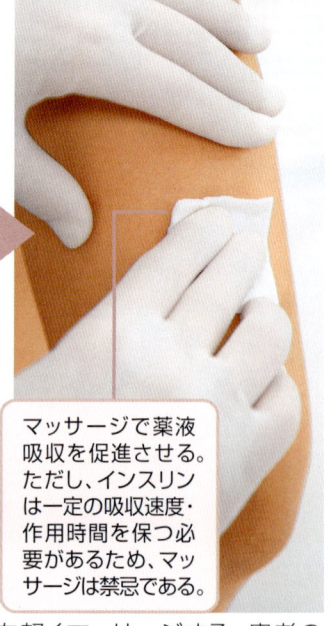

マッサージで薬液吸収を促進させる。ただし、インスリンは一定の吸収速度・作用時間を保つ必要があるため、マッサージは禁忌である。

❼ 内筒をゆっくりと押し、薬液を注入する。この際、注射部位・全身状態の変化を観察する。

❽ 注射部位にアルコール綿を添え、速やかに針を抜く。そのままアルコール綿で軽く押さえる。

❾ 注射部位を軽くマッサージする。患者の寝衣を整え、全身・局所の変化を観察する。注射針はリキャップせず、針廃棄容器に捨て、後片付け、手指衛生、記録を行う。

CHAPTER 8
皮内注射

皮内注射とは、皮膚の真皮内(表皮との境)に薬液を注入することである。
皮膚反応試験としてツベルクリン反応などに、主に用いられる。

目的・適応

1. 皮膚反応試験として、ツベルクリン反応
2. アレルギー反応などの診断目的

到達目標

1. 皮内注射の目的・適応を述べることができる。
2. 皮内注射に適した部位を選択できる。
3. 皮内注射に適した注射針を選択できる。
4. 皮内注射を手順に沿って安全に行える。
5. 皮内注射後の記録・観察ができる。

実施の手順

＊指示確認と薬剤準備は「筋肉内注射」参照

手指衛生を行い、必要物品を準備する。指示確認を行い、手袋を着用して薬剤を準備する。

POINT
- 薬剤準備は、5Rを指差し呼称で確認する。さらに、ダブルチェックを行う(p6～7参照)。

↓

患者確認を行い、指示確認を再度行う。与薬の説明を行う。

POINT
- ネームバンドで患者確認を行う。

↓

左右どちらかの前腕内側を露出する。注射部位をアルコール綿で消毒する。

POINT
- 注射部位は、体毛の多い部位、色素沈着部位、創傷やただれのある部位を避ける。

↓

皮膚を伸展させ、皮膚をすくうように注射針を2～3mm進め、深さ1～2mmに刺入する。薬液を注入し、膨隆をつくる。

POINT
- 刺入は、皮膚の上から刃断面が見えるように行う。

↓

注射針を抜き、漏出した薬液を拭く。膨隆から3cmほど離して識別シールを貼る。
所定の時間が経過した後、医師が皮膚反応試験の判定を行うので、その旨を伝える。

POINT
- 注射部位、全身状態に変化がないか、観察する。
- 注射後のマッサージは禁忌である。薬液が皮下に吸収されてしまい、正確な反応が得られない。

↓

全身・局所を観察する。注射針はリキャップせずに針廃棄容器に捨て、後片付け、手指衛生、記録を行う。

CHAPTER 8

GENERAL INFORMATION

皮内注射の部位

皮内注射は、真皮内(表皮との境)に行う。表皮は0.1〜0.15mmと非常に薄く、真皮は2.0〜4.0mmの厚さである。注射針26Gの外径は0.47mmで通常、表皮より厚いことに留意する。一般に前腕内側で行う。

前腕内側の場合

注射の部位
前腕内側:皮膚が柔らかく、血管・神経の分布が少ない部位を選ぶ。

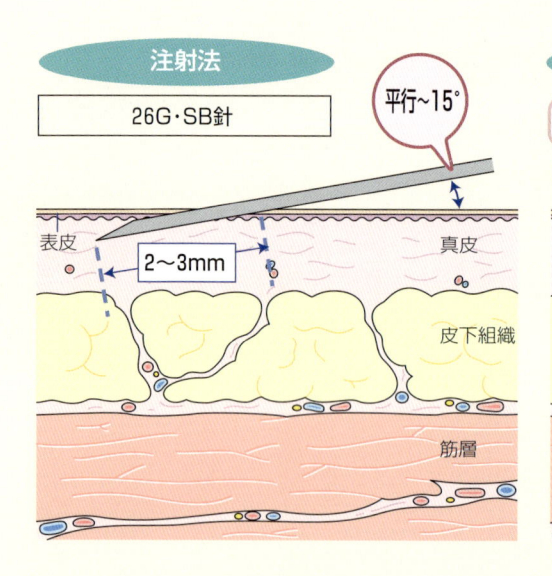

注射法 26G・SB針 平行〜15°

2〜3mm 表皮 真皮 皮下組織 筋層

正しい薬液注入
はっきりと膨隆が起こり、輪郭が明瞭。
薬液 表皮 真皮 皮下組織 筋層
深いと膨隆部が小さく、輪郭が不明瞭。

注射針の選択・薬液吸収速度

表皮・真皮は非常に薄いので、針は外径が細く、刃面長が短いSBが適している。

	薬液吸収速度 (静脈注射を1とする)	薬効発現時間	通常投与量 (最大投与量)
皮内注射	1/10以下	15〜30分	0.1mL(0.1mL)
筋肉内注射	1/5	10〜20分	1〜4mL(5mL)
皮下注射	1/10	20〜30分	0.5〜1mL(2mL)

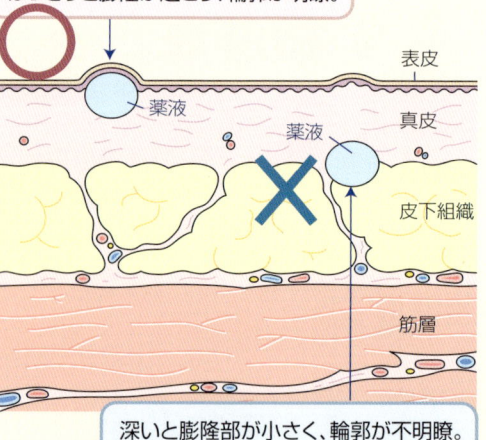

注射針の選択

	皮内注射	筋肉内注射	皮下注射
27G	SB3/4		
26G	SB1/2		
25G			RB1
24G			RB1・1 1/4
23G		RB1・1 1/4	RB1・1 1/4
22G		RB1・1 1/4・1 1/2	
21G		RB1 1/2	

＊注射針の表内の数値=インチ
＊1インチ=約25mm　3/4インチ=約19mm　1/2インチ=約13mm　1 1/4インチ=約32mm　1 1/2インチ=約38mm
＊刃角度12度:RB(regular bevel)・刃角度18度:SB(short bevel)

皮内注射

DVD 8-1 皮内注射の実施

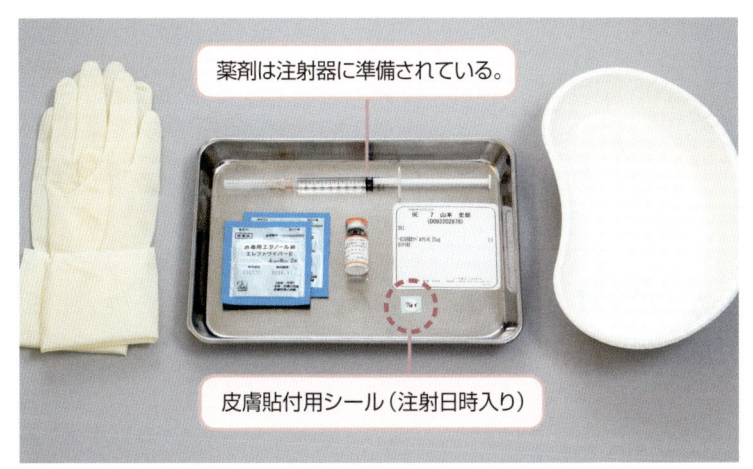

必要物品
1. 注射処方箋 または電子カルテの処方確認画面
2. 注射ラベル
3. 薬剤
4. 1mL注射器
5. 注射針（26～27G SB針）
6. アルコール綿
7. 手袋
8. 針廃棄容器
9. トレー、膿盆
10. シール

薬剤は注射器に準備されている。
皮膚貼付用シール（注射日時入り）

＊以下、注射処方箋または電子カルテの処方確認画面は、「注射処方箋（画面）」と記す。

❶ 手指衛生を行い、必要物品を準備する。指示を確認し、手袋を着用し薬剤準備を行う。

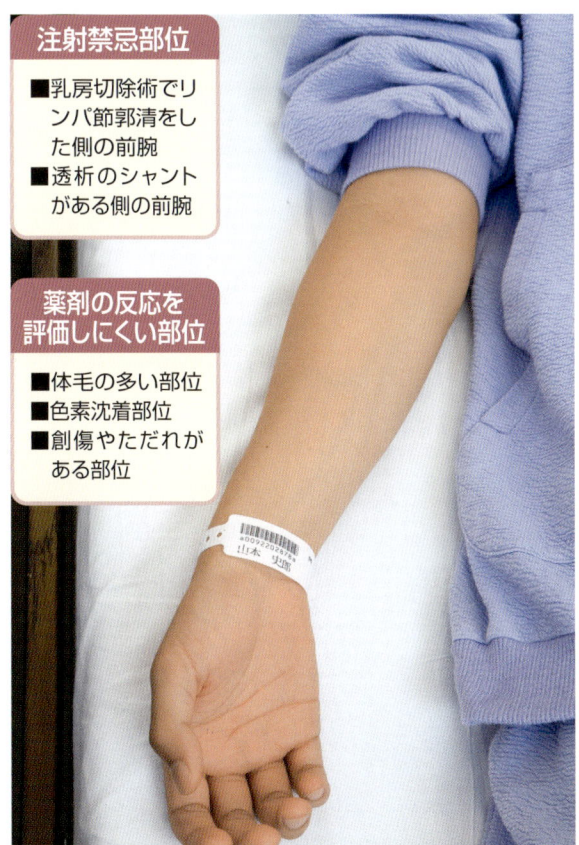

注射禁忌部位
- 乳房切除術でリンパ節郭清をした側の前腕
- 透析のシャントがある側の前腕

薬剤の反応を評価しにくい部位
- 体毛の多い部位
- 色素沈着部位
- 創傷やただれがある部位

中心から外側に円を描くように消毒する。

❷ 患者の氏名を呼び、ネームバンドで患者本人であることを確認する。さらに、注射処方箋（画面）の患者氏名と一致していることを確認する。再度、注射処方箋（画面）、注射ラベル、薬剤の5Rを指差し呼称し、指示確認を行う。患者に与薬の説明を行う。

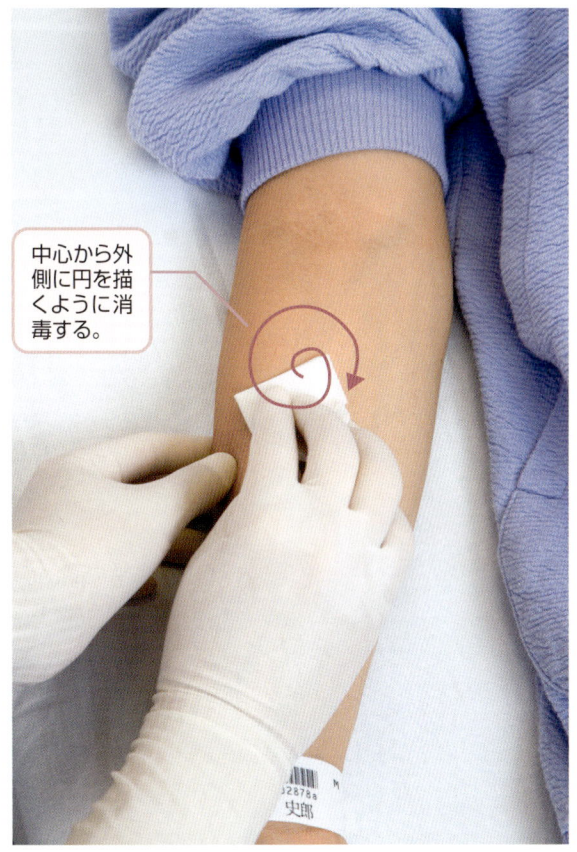

❸ 左右どちらかの前腕内側を露出する。体毛の多い部位、色素沈着部位、創傷やただれのある部位を避けて、注射部位を選択する。

❹ アルコール綿で、注射部位を中心から外側に円を描くように消毒し、乾燥するのを待つ。

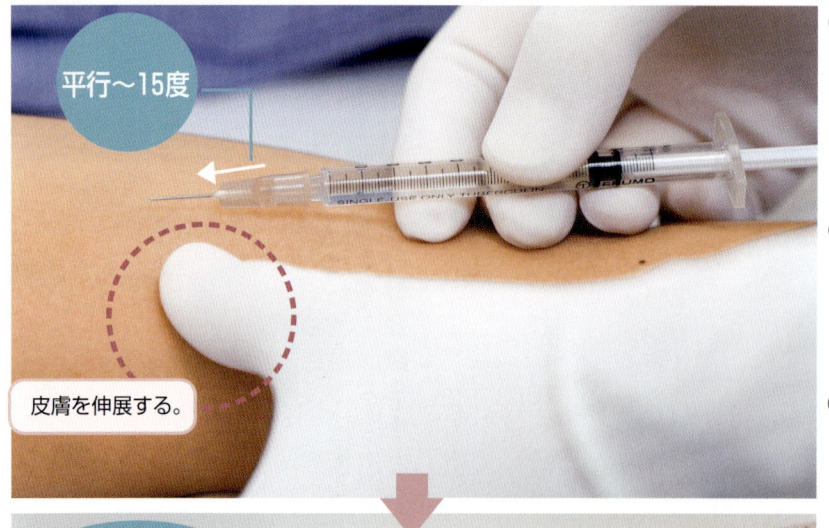

CHAPTER 8　皮内注射

平行〜15度

皮膚を伸展する。

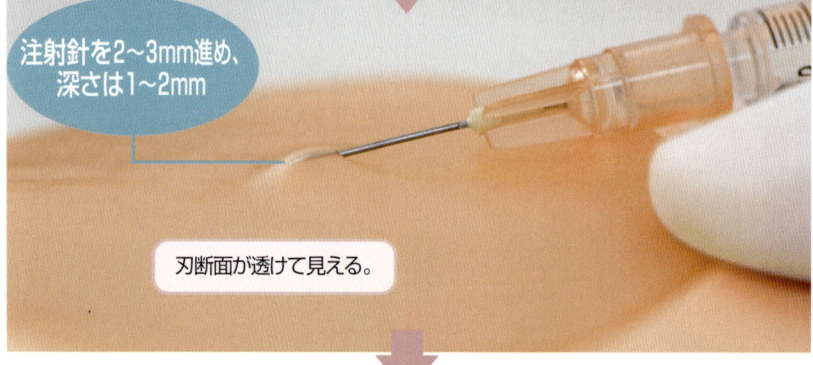

注射針を2〜3mm進め、深さは1〜2mm

刃断面が透けて見える。

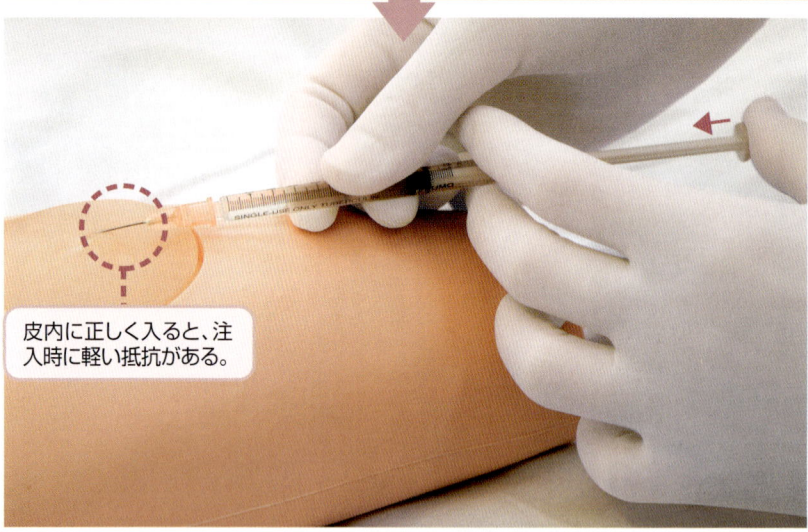

皮内に正しく入ると、注入時に軽い抵抗がある。

❺ 注射針のキャップを外し、空気を完全に抜く。注射部位の皮膚を片手で伸展する。もう片方の手で注射器を上から持ち、患者に声をかける。

❻ 針先で皮膚をすくうように、皮膚と平行に針の刃断も含め2〜3mm、深さは1〜2mm刺入する。

❼ 薬液を注入して、皮膚に膨隆を作る。針を抜き、漏出した薬液をアルコール綿で拭き取る。

❽ 膨隆から3cmほど離して、注射日時を記載したシールを貼る。注射部位はこすったり、マッサージしないよう説明する。
また、所定の時間に、医師が判定を行う旨を伝える。

❾ 患者の寝衣を整え、全身・局所の変化がないか観察する。注射針はリキャップせず、針廃棄容器に捨て、後片付け、手指衛生、記録を行う。

薬液が自然吸収されて、判定部位がわからなくなるため、目印に注射日時を記載したシールを貼る。

膨隆

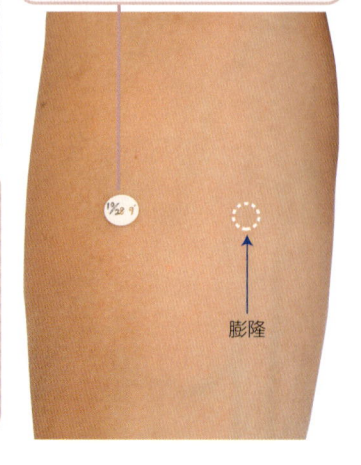

POINT
皮膚反応試験を安全に、正しく実施するために
- 薬液を皮下組織に注入すると、膨隆が小さく、輪郭が不明瞭となる。
- 注射部位の変化、全身状態の変化を、注射後しばらく観察する。患者に、気分不快があればすぐに知らせるよう伝える。
- 注射後のマッサージは禁忌である。薬液が皮下に吸収され、正確な反応が得られない。

CHAPTER 9
静脈注射
（ワンショット、点滴静脈注射）

静脈注射には、1回性の薬剤投与「ワンショット」と「点滴静脈注射」がある。
ワンショットは静脈に注射針を刺入して、
注射器を用いて薬液を投与する方法であり、
点滴静脈注射は大量の薬液を静脈内に持続的に投与する方法である。

目的・適応

1. 身体に必要な水分・栄養を経口的に摂取できない場合の、水分・栄養補給を行う。
2. 循環血液量・膠質浸透圧を維持する。
3. 水・電解質、酸・塩基平衡の維持、是正を行う。
4. 血液内に、直接投与が必要な薬剤を投与する。
5. 迅速な薬効を期待する。
6. 検査・処置に伴う血管確保を行う。
7. 絶飲食・嚥下障害・意識障害などの理由で、経口的に摂取できない場合に薬剤投与を行う。

到達目標

1. 静脈注射の目的・適応を述べることができる。
2. 静脈注射の作用機序と危険性が理解できる。
3. 目的に応じた輸液セット、注射針の種類、太さを選択できる。
4. 必要物品をそろえ、静脈注射の準備ができる。
5. 適切な刺入部位が選択できる。
6. 血管確保ができる。
7. 側注管からのワンショット、または点滴静脈注射が開始・終了できる。
8. 輸液ラインの固定ができる。
9. 抜針・止血が適切にできる。
10. 点滴の速度計算ができる。
11. 点滴静脈注射中の点滴管理とケアができる。
12. 静脈注射の副作用と合併症、その対処法がわかる。
13. 患者に説明ができる。患者の質問・疑問に対して、適切に答えることができる。
14. 静脈注射実施後、記録ができる。

CHAPTER 9

実施の手順

薬剤の準備（バイアル薬剤の場合）

- 手指衛生を行い、必要物品を準備する。指示確認を行い、手袋を着用する。

- バイアルのゴム栓をアルコール綿で消毒する。薬剤が粉末の場合、溶解液をバイアルに注入、転倒・混和する。

- 注射器に、溶解した薬液を吸引する。

- 用途に応じた注射針を注射器に接続する。

静脈注射（ワンショット）

- 手指衛生を行い、必要物品を準備する。指示確認を行い、手袋を着用し薬剤準備を行う。指示確認を再度行い、ネームバンドで患者確認を行う。

- 駆血帯を巻き、刺入部をアルコール綿で消毒する。注射針を10～30度の角度で穿刺する。血液の逆流が見られたら、注射針をやや低くし、注射針が動かないよう注射器を固定する。

- 駆血帯を外し、薬液を注入する。注入後、抜針し止血する。

- 全身・局所を観察する。注射針・注射器を針廃棄容器に捨て、後片付け、手指衛生、記録を行う。

三方活栓からの静脈注射（側管注）

- 手指衛生を行い、必要物品を準備する。指示確認を行い、手袋を着用し薬剤準備を行う。指示確認を再度行い、ネームバンドで患者確認を行う。

- 三方活栓を開け、ハブ内の空気を抜いて閉じ、ハブをアルコール綿で消毒する。注射器を接続し、三方活栓を開き、内筒を引き血液の逆流を確認する。

- 薬液を注入する。三方活栓を閉じ、注射器を外して、ハブをアルコール綿で消毒する。新しいふたをする。

- 全身・局所を観察する。注射針・注射器を針廃棄容器に捨て、後片付け、手指衛生、記録を行う。

点滴静脈注射

- 手指衛生を行い、必要物品を準備する。指示確認を行い、手袋を着用し、薬剤と輸液を準備する。

- 輸液ボトルのゴム栓をアルコール綿で消毒し、指示がある場合は薬液を注入する。クレンメを閉じ、ゴム栓をアルコール綿で消毒して、輸液セット・三方活栓・延長チューブを接続する。滴下筒に1/3～1/2程度、薬液を満たす。輸液ラインの先端まで薬液を満たす。

- 指示確認を再度行い、ネームバンドで患者確認を行う。

- 駆血帯を巻き、刺入部をアルコール綿で消毒する。注射針を10～30度の角度で穿刺する。血液の逆流が見られたら、針をやや低くし、2～3mm進める。

- ガイド針を固定し、外筒のみを基部まで挿入する。駆血帯を外し、刺入部より中枢側を押さえてガイド針を抜く。

- 輸液ラインを接続し、クレンメを緩めて滴下を確認する。留置針・輸液ラインを固定する。滴下速度を調節し、輸液ラインを確認する。

- 全身・局所を観察する。注射針を針廃棄容器に捨て、後片付け、手指衛生、記録を行う。

点滴静脈注射による混注（ピギーバック法）

- 手指衛生を行い、必要物品を準備する。指示確認を行い、手袋を着用し、薬剤・輸液を準備する。指示確認を再度行い、ネームバンドで患者確認を行う。

- 投与する輸液ボトルを点滴スタンドにかけ、輸液ライン内が薬液で満たされていることを確認する。

- 三方活栓を開け、ハブ内の空気を抜いて閉じ、ハブをアルコール綿で消毒する。輸液ラインを接続する。

- 本管・側管の輸液双方が滴下するよう三方活栓を開通させる。本管の輸液速度、側管の滴下速度を調節する。

- 全身・局所を観察する。後片付け、手指衛生、記録を行う。

静脈注射(ワンショット、点滴静脈注射)

GENERAL INFORMATION

静脈注射と薬物血中濃度

静脈注射は薬剤が直接、血管内に投与されるため、代謝・吸収過程を必要とせず、速やかに血中濃度が上昇し、即効性がある。一方、代謝も速く、組織内濃度・血中濃度は速やかに低下する。

投与法の違いによる血中濃度の違い

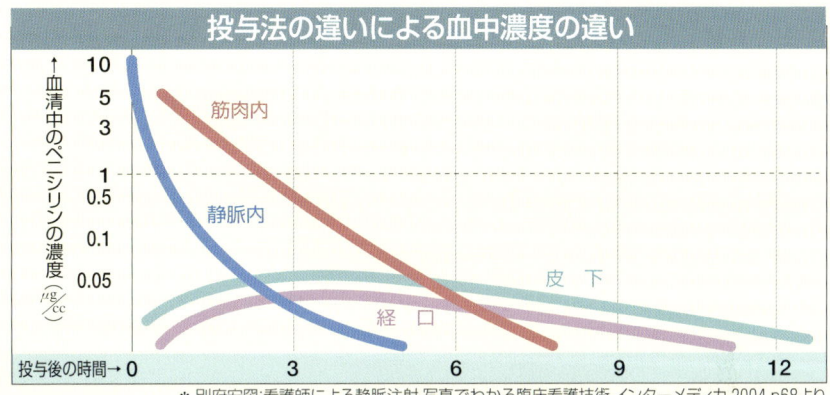

縦軸：血清中のペニシリンの濃度 (μg/cc) — 10, 5, 3, 1, 0.5, 0.1, 0.05
横軸：投与後の時間 — 0, 3, 6, 9, 12

曲線：静脈内、筋肉内、皮下、経口

＊別府宏圀:看護師による静脈注射.写真でわかる臨床看護技術.インターメディカ,2004,p68より

注射部位と血管・皮膚の解剖

静脈注射には前腕・手背の皮静脈、前腕橈側皮静脈、肘正中皮静脈が選択されることが多い。肘尺側皮静脈は動脈・神経が近いため、避けるほうが望ましい。静脈の血管壁は、内膜・中膜・外膜からなる。内皮細胞には痛覚神経受容体が存在しないが、高浸透圧薬剤などにより静脈炎を起こしたり、薬液の血管外漏出により痛みが生じる。
皮膚の表皮・真皮の境界付近には、痛覚・触覚などの神経終末点が点在している。

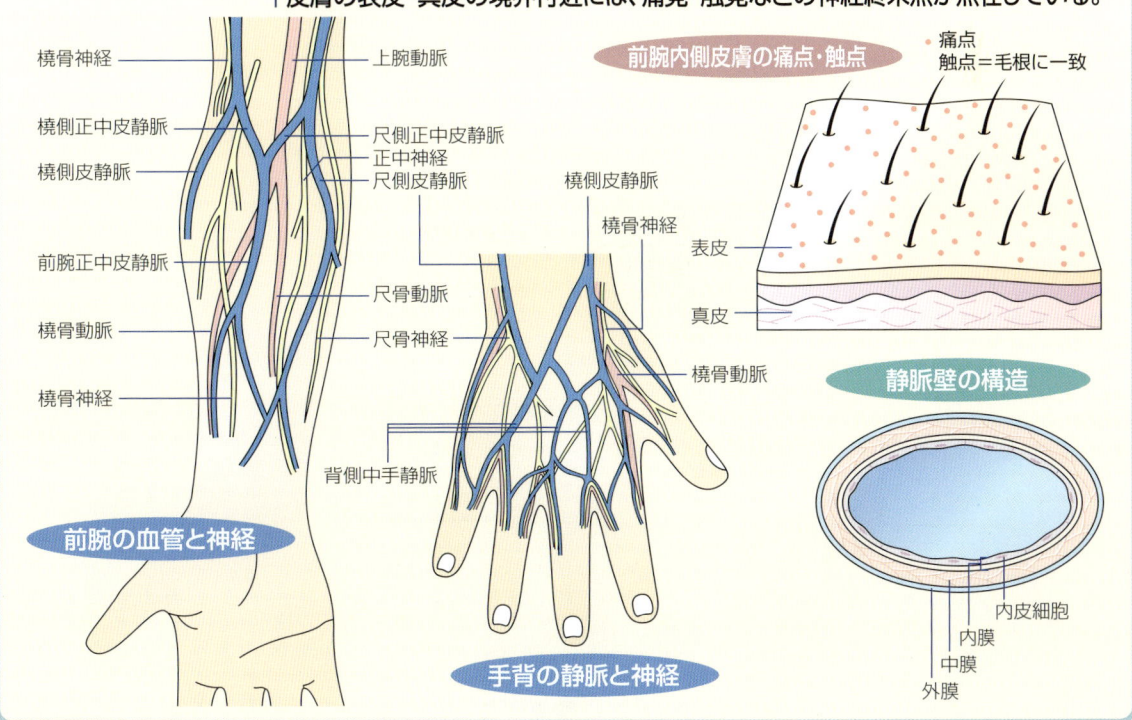

前腕の血管と神経
橈骨神経、上腕動脈、橈側正中皮静脈、尺側正中皮静脈、正中神経、橈側皮静脈、尺側皮静脈、前腕正中皮静脈、尺骨動脈、橈骨動脈、尺骨神経、橈骨神経

手背の静脈と神経
橈側皮静脈、橈骨神経、橈骨動脈、背側中手静脈

前腕内側皮膚の痛点・触点
痛点、触点＝毛根に一致、表皮、真皮

静脈壁の構造
内皮細胞、内膜、中膜、外膜

CHAPTER 9

CHAPTER 9

静脈注射（ワンショット）

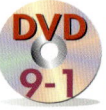

DVD 9-1 PROCESS 1 薬剤の準備（バイアルの場合）

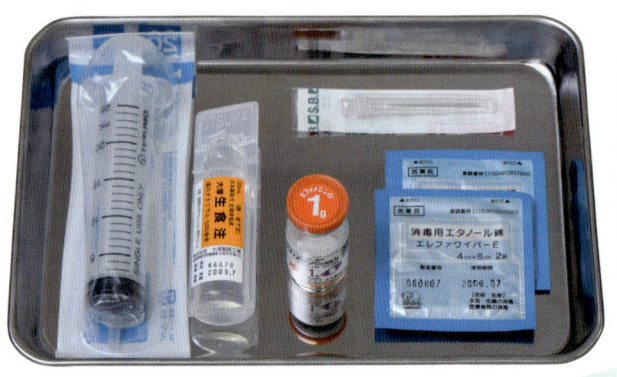

必要物品
① 注射処方箋、または電子カルテの処方確認画面
② 薬剤　③ 溶解液　④ 注射器
⑤ 注射針　⑥ アルコール綿
⑦ 手袋　⑧ トレー

＊以下、注射処方箋または電子カルテの処方確認画面は、「注射処方箋（画面）」と記す。

❶ 手指衛生を行い、必要物品を準備する。注射処方箋（画面）を確認し、手袋を着用して薬液準備を行う。

❷ バイアルのキャップを外す。ゴム栓をアルコール綿で消毒し、乾燥させる。

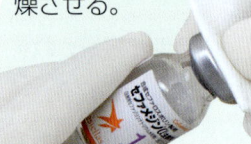

アルコール綿

溶解液

❸ 薬剤が粉末の場合、注射器に溶解液を必要量、吸引する。

❹ バイアル内に、溶解液を注入する。注射針を穿刺したまま、転倒・混和し、溶解したことを確認する。

❺ バイアルを上方に持ち上げ、注射器に薬液を吸引する。注射器内の空気を抜き、指示された薬液量に合わせる。

溶解液注入後、転倒・混和する。

吸い終わったバイアルは、注射終了まで処分せず、トレーに置く。

用途に応じた注射針に付け替える。

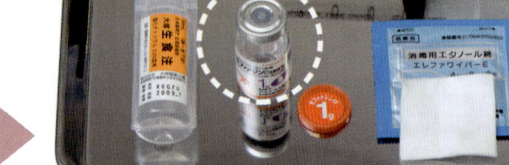

❻ 用途に応じた注射針に付け替え、トレーに置く。

静脈注射（ワンショット、点滴静脈注射）

DVD 9-2 / PROCESS 2　静脈注射（ワンショット）の実施

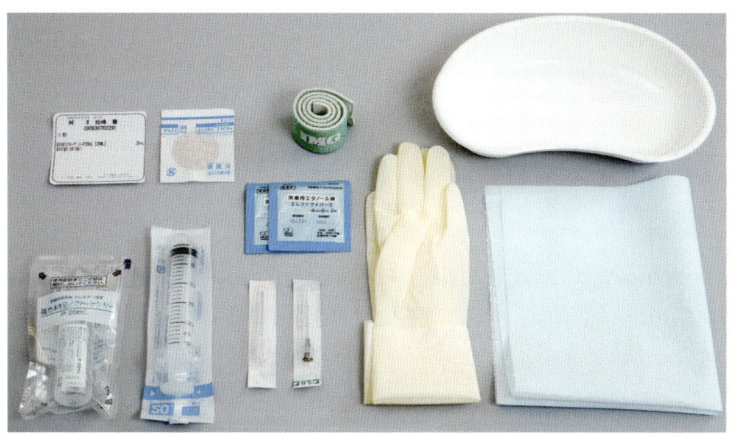

必要物品
1. 注射処方箋
　　または電子カルテの処方確認画面
2. 薬剤　　3. 注射器　　4. 注射針
5. 駆血帯　6. アルコール綿　7. 手袋
8. 絆創膏　9. 処置用シーツ
10. 針廃棄容器　11. トレー、膿盆

＊以下、注射処方箋または電子カルテの処方確認画面は、「注射処方箋（画面）」と記す。

1. 患者の氏名を呼び、ネームバンドを確認する。注射処方箋（画面）を再確認する。患者に説明を行う。

2. 手指衛生を行い、手袋を着用する。処置用シーツを敷き、刺入部を露出する。

3. 刺入部から10～15cm中枢側に、駆血帯を巻く。患者に母指を中にして手を握ってもらい、静脈を怒張させ、血管の太さや走行を確認して刺入部位を決める。

4. アルコール綿で、刺入部から外側に円を描くように消毒し、乾燥させる。

5. 利き手で注射器を持ち、反対側の母指で皮膚を伸展させ、血管を固定する。

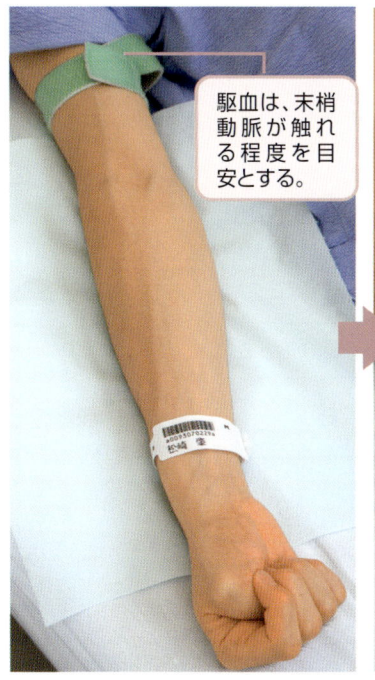

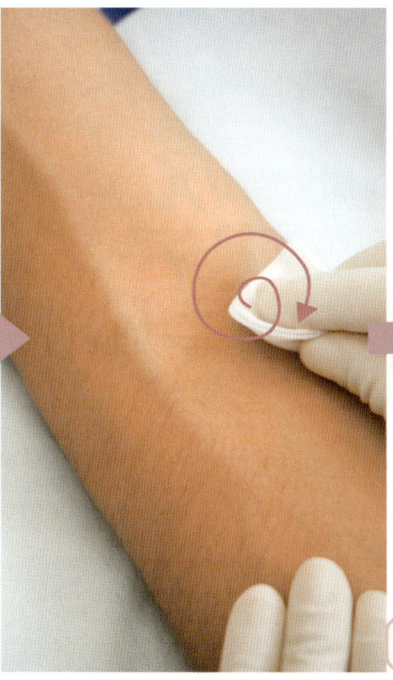

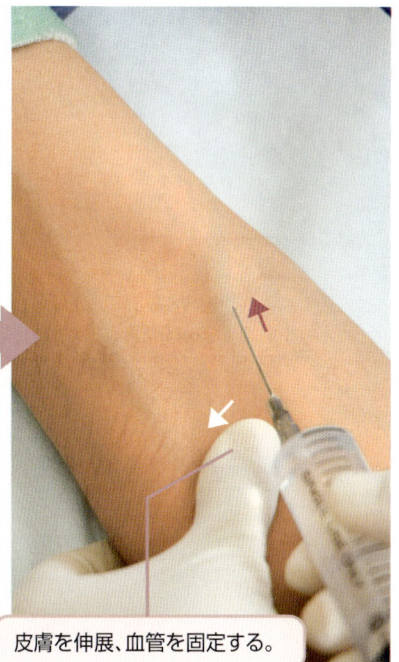

POINT
適切な刺入部位の選択
- できるだけ太く、弾力のある血管を選択する。
- 患者の動きが制限されず、固定や刺入部の観察がしやすい部位を選択する。
- 下肢静脈は血栓症や静脈炎などのリスクが高いため、できるだけ避ける。
- 循環障害、知覚麻痺のある四肢は避ける。
- 透析用シャント造設側、腋窩リンパ節郭清をしている側の上肢は避ける。
- 動脈穿刺や神経損傷のリスクが高い部位は避ける。
- 注射針の刺し替えや2回以上の刺入を行う場合は、前回刺入部より中枢側を選択する。

駆血は、末梢動脈が触れる程度を目安とする。

皮膚を伸展、血管を固定する。

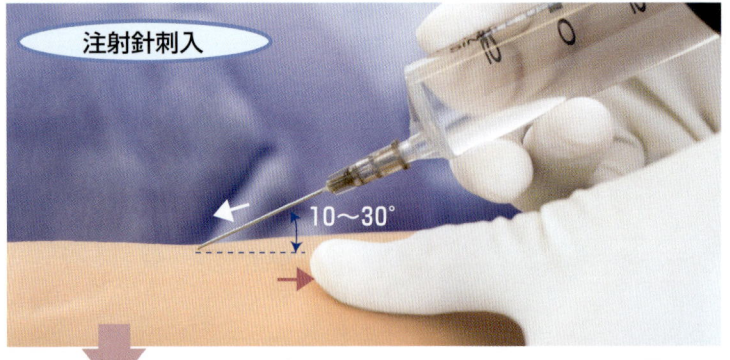

CHAPTER 9

注射針刺入

10〜30°

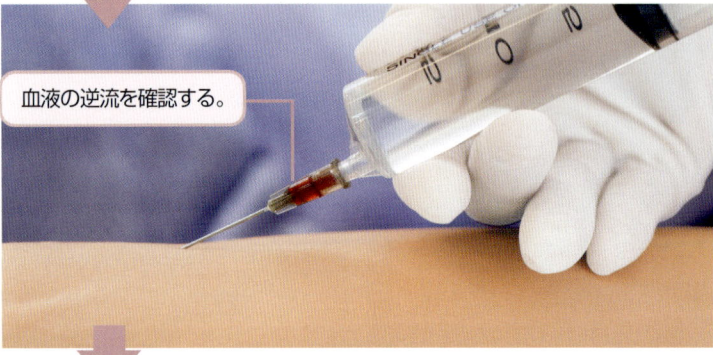

血液の逆流を確認する。

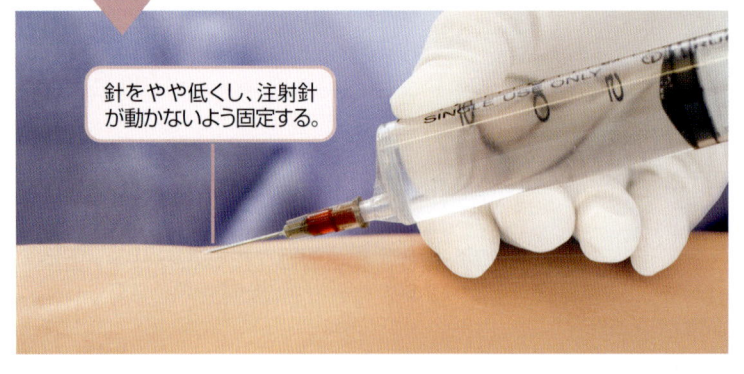

針をやや低くし、注射針が動かないよう固定する。

❻ 注射針の刃面を上向きにし、静脈走行に沿って、10〜30度の角度で刺入する。刺入部位や血管の深さにより、角度は異なる。

❼ 血液の逆流が見られたら、針をやや低くし、針先が動かないよう注射器を固定し、駆血帯を外す。

注意！ 刺入部の激痛や指先のしびれなど神経刺激がないか、動脈刺入による拍動がないかを、必ず確認する。

POINT
血管が見えにくい場合
- 事前にホットタオルや温浴で温める。
- 駆血した上肢を下垂させる。
- 手を握ったり、開いたりを繰り返してもらう。
- 指先で血管の走行を確認し、イメージトレーニングを行う。

POINT
血液の逆流が見られない場合
- 注射器の内筒を引いてみる。それでも逆流が見られない場合は、注射針を少し進めるか、引き抜いてみる。または、刺入をやり直す。

STUDYING

注射針の種類と太さの選択

静脈注射に用いる注射針には直針、翼状針、静脈留置針がある。
注射針の太さ（外径）はゲージで表され、ゲージ数が小さいほど太い。
油性、粘稠度の高い薬剤、輸血や大量輸液の場合は、太い針を選択する。

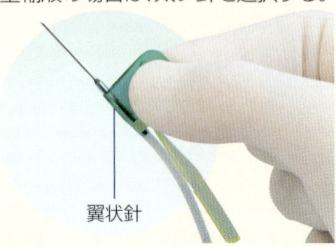

翼状針

注射の種類		注射針の種類	注射針の太さ
ワンショット	◎前腕正中静脈	直針	成人:20〜22G 小児:22〜24G
	◎前腕正中静脈以外の静脈	翼状針	
点滴静脈注射	◎30分〜1時間で終了 ◎採血後に静脈注射を実施	翼状針	
	◎長時間投与 ◎循環作動薬の持続投与 ◎抗癌薬の投与 ◎重症患者・救急患者 ◎大量輸液 ◎輸血	静脈留置針	

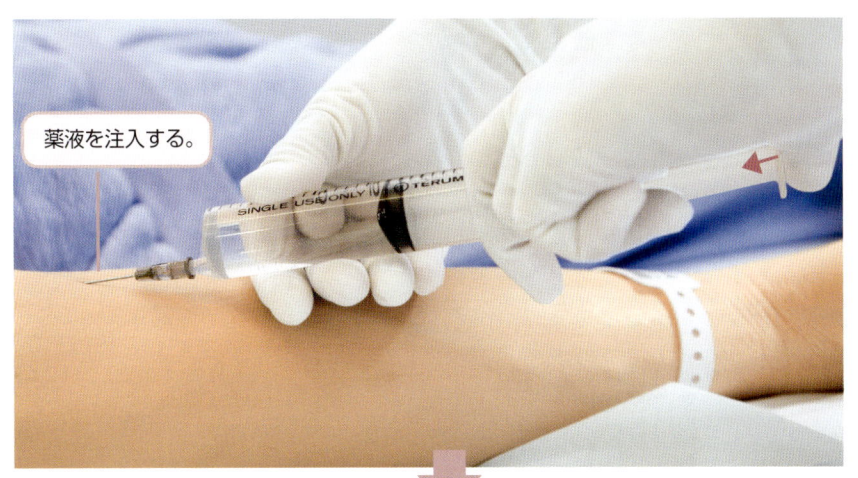

静脈注射（ワンショット、点滴静脈注射）

薬液を注入する。

❾ 患者の状態を確認しながら、内筒を押し、薬液をゆっくりと注入する。

POINT
- 静脈注射は、その効果や副作用が早く発現することがあるので、十分な観察を行う。
- 患者にも注意事項を伝え、変化があればすぐに知らせるよう、説明する。

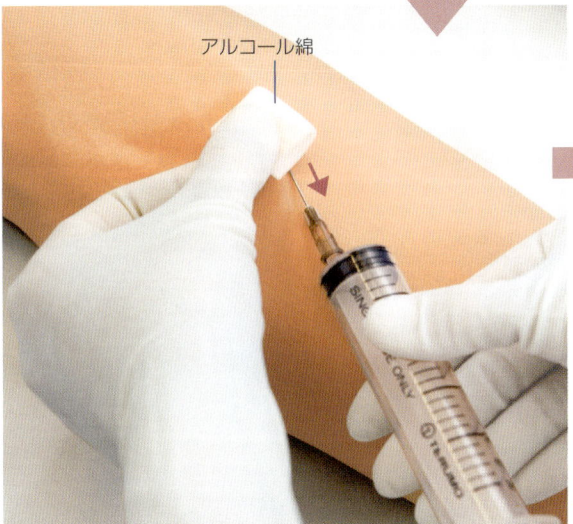

アルコール綿

針をつけたまま廃棄する。

❿ アルコール綿を刺入部に添えて、抜針する。そのまましばらく押さえ、止血を確認する。

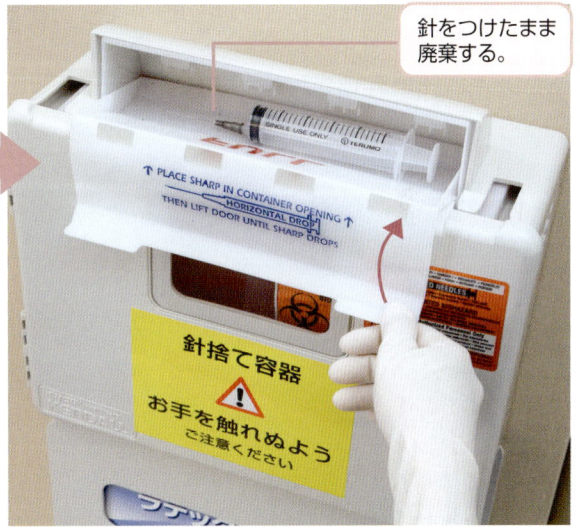

⓫ 患者の全身・局所を観察する。注射器は針をつけたまま、針廃棄容器に捨て、後片付けを行う。手袋を外し、手指衛生、記録を行う。

DVD 9-9 薬剤の準備──薬剤と溶解液が一体化している場合

薬剤を準備する際、薬剤と溶解液が一体化した製品を用いる場合がある。
溶解液にバイアルを押し込むタイプ、また薬剤と溶解液の間に隔壁があり、これを開通させて点滴に用いるタイプがある。

製品ごとの使用法を、事前によく確認することが大切である。

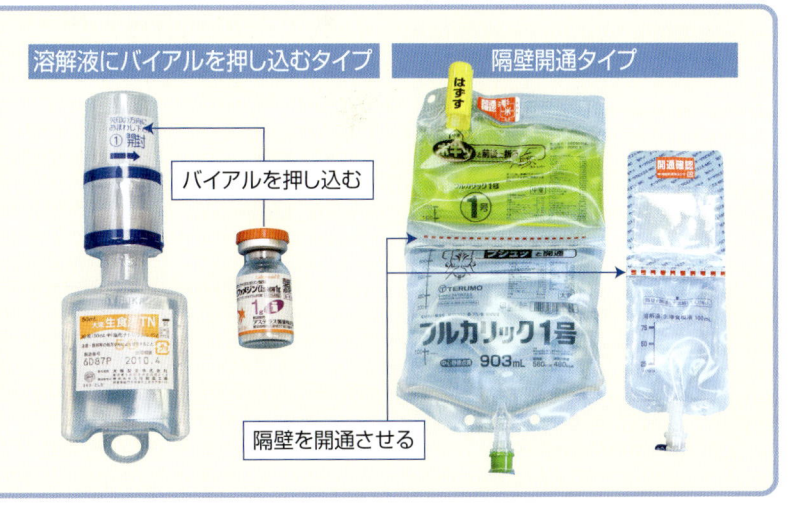

溶解液にバイアルを押し込むタイプ

バイアルを押し込む

隔壁を開通させる

隔壁開通タイプ

CHAPTER 9
静脈注射（ワンショット、点滴静脈注射）

CHAPTER 9

三方活栓からの静脈注射（側管注）

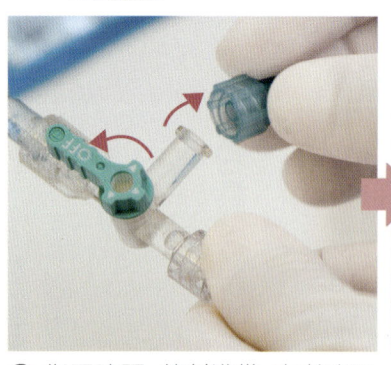

❶ 指示確認・薬剤準備・患者確認を行う。三方活栓のふたを外し、コックを患者側に倒す。

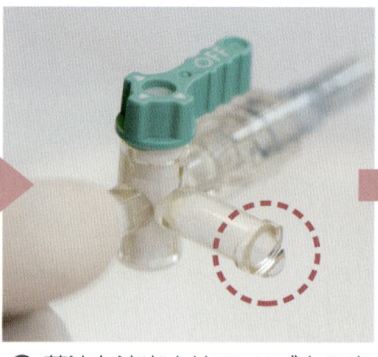

❷ 薬液を流出させて、ハブ内の空気を抜く。

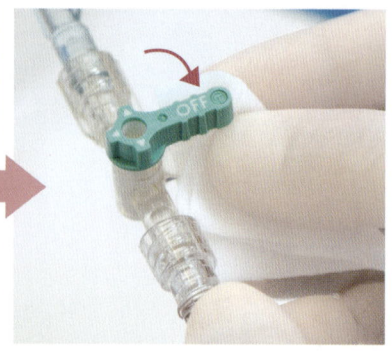

❸ コックを元に戻し、ハブをアルコール綿で消毒する。

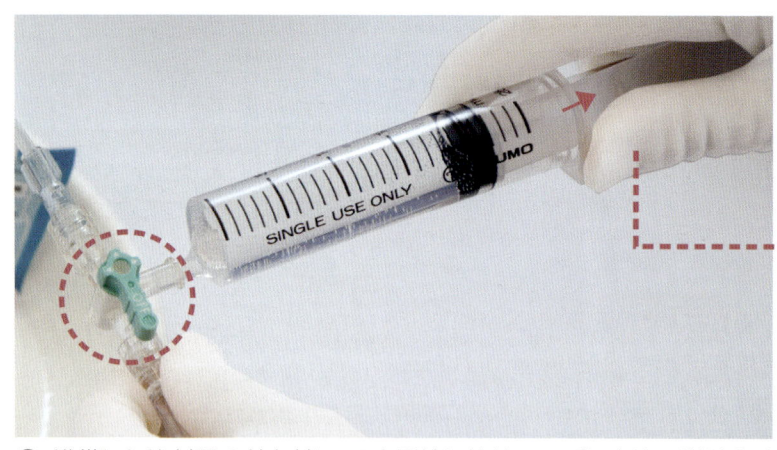

❹ 準備した注射器の針を外し、三方活栓に接続する。コックを患者と反対側に倒す。注射器の内筒を引き、刺入部の血液逆流を確認する。

❺ 血液の逆流を確認する際、ハブ内の空気を吸い上げてしまうことがあるので、薬液注入の際、再び空気が入らないよう注意する。

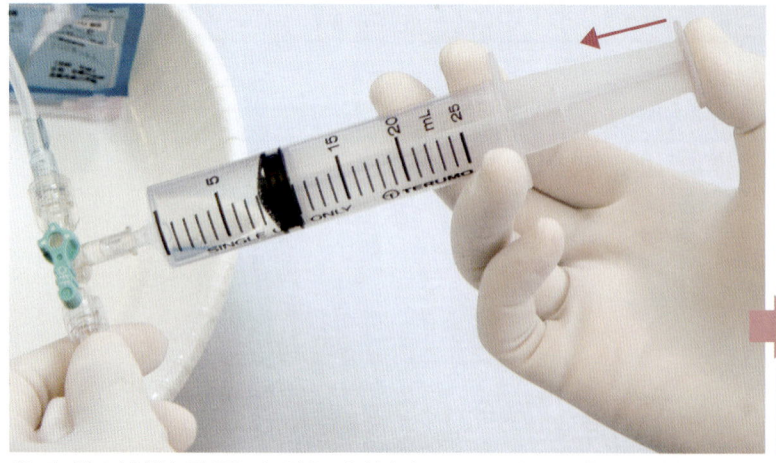

刺入部の血液逆流を確認する。

❻ 患者の状態を確認しながら、内筒を押し、ゆっくりと薬液を注入する。

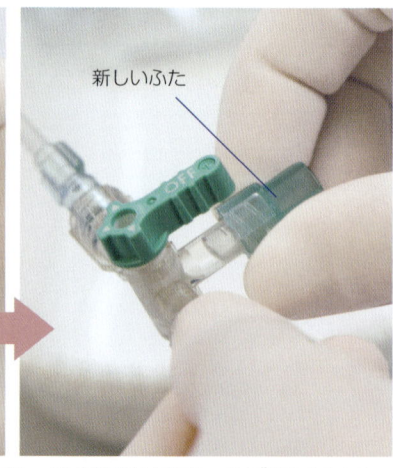

❼ コックを元に戻し、注射器を外す。ハブをアルコール綿で消毒し、新しいふたをする。
全身・局所の観察、後片付け、手指衛生、記録を行う。

新しいふた

静脈注射（ワンショット、点滴静脈注射）

点滴静脈注射

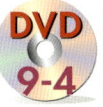

DVD 9-4　PROCESS 1　薬剤と輸液ラインの準備

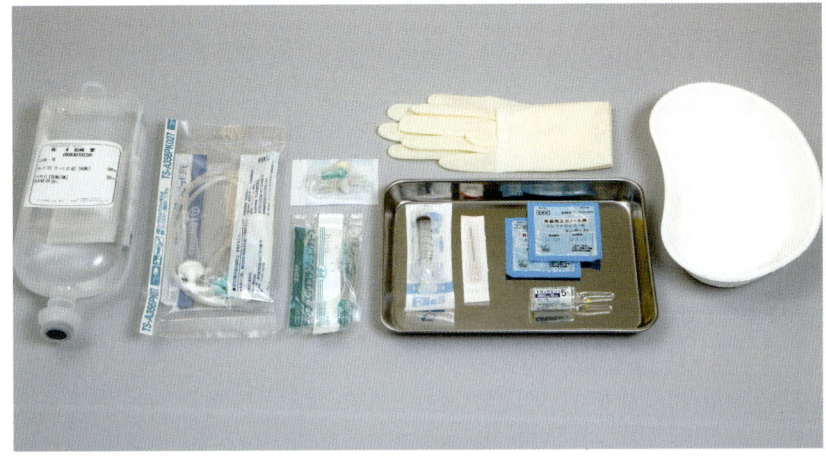

必要物品

1. 注射処方箋または電子カルテの処方確認画面
2. 薬剤
3. 注射器
4. 注射針
5. 輸液セット
6. 延長チューブ
7. 三方活栓
8. アルコール綿
9. 手袋
10. トレー、膿盆

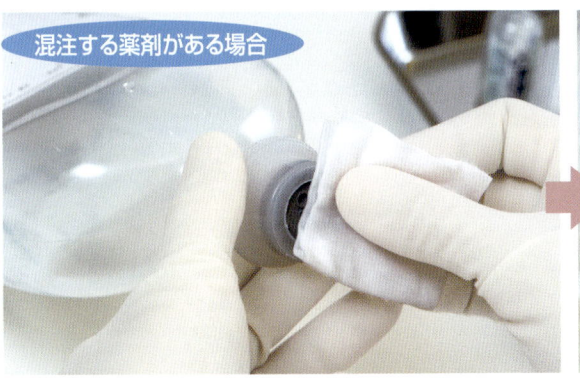

混注する薬剤がある場合

垂直に刺す。

❶ 手指衛生を行い、必要物品を準備する。指示を確認し、手袋を着用して薬液準備を行う。

❷ 輸液ボトルのキャップを外し、ゴム栓をアルコール綿で消毒する。

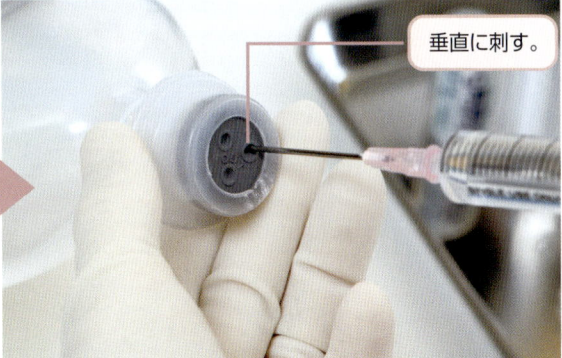

❸ ゴム栓の穿刺用のくぼみ（IN）に、注射針を刺す。

❹ 輸液ボトル内に、準備した薬液を混注する。

STUDYING

輸液セットの種類と留意点

輸液セットには、成人用・小児用のほか、輸液ポンプ用輸液セットなどがある。
また、インスリンやニトログリセリンなど、薬剤によっては輸液セットに吸着するため、専用の輸液セットを用いる必要がある。
さらに、輸液セットには通常、ポリ塩化ビニールが用いられるが、DEHP（フタル酸ジ2エチルヘキシル）が使用される場合があり、これが一部の薬剤に溶け出し、毒性を生じることが知られている。薬剤の種類によっては、DEHPを含まない製品を選択する必要がある。

輸液セットの種類

◎成人（一般）用輸液セット
◎小児（微量）用輸液セット
◎混注輸液セット
◎輸液ポンプ用輸液セット
◎輸液ポンプ用定量筒付き輸液セット
◎ニトログリセリン用輸液セット
◎フィルター付き輸液セット

CHAPTER 9　静脈注射（ワンショット、点滴静脈注射）

CHAPTER 9

クレンメは、滴下筒に近いほうが操作しやすい。

アルコール綿

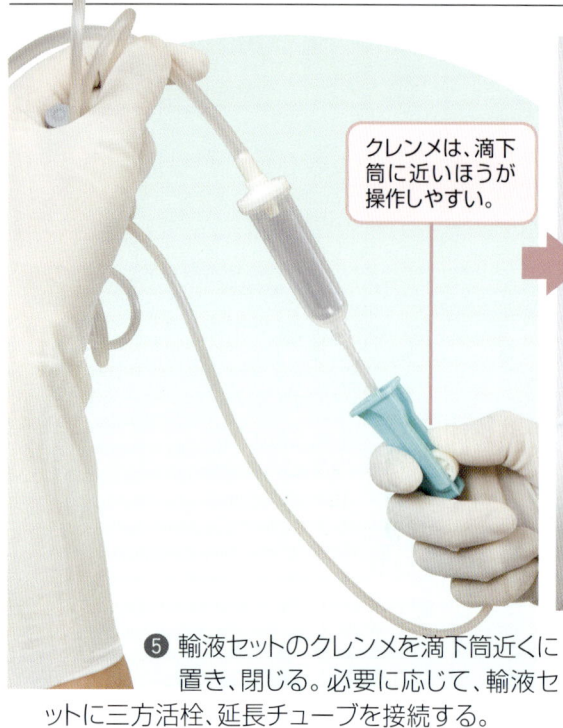

❺ 輸液セットのクレンメを滴下筒近くに置き、閉じる。必要に応じて、輸液セットに三方活栓、延長チューブを接続する。

❻ 輸液ボトルを点滴スタンドにかけ、ゴム栓をアルコール綿で消毒する。

❼ 輸液ボトルのゴム栓の穿刺用くぼみ（OUT）に輸液セットの針を刺す。

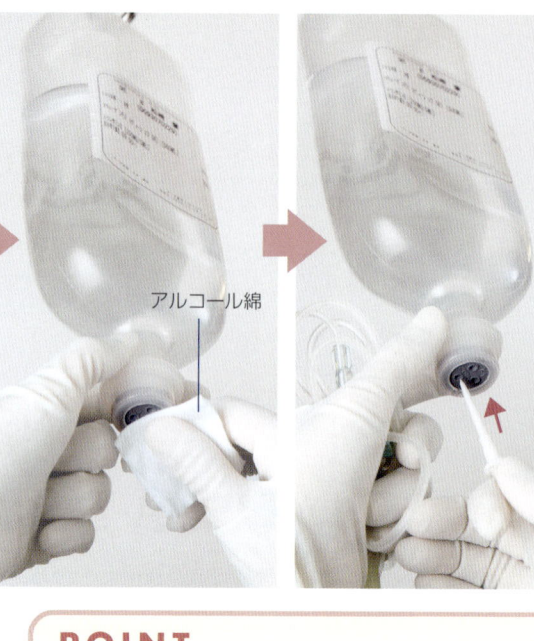

POINT
ゴム栓からの液漏れに注意
- ゴム栓の穿刺は、穿刺ごとに異なるくぼみに刺すことが大切。同じくぼみに刺すと、穿刺孔が大きくなり、液漏れにつながる。
- コアリング（ゴム片が削れ、輸液ボトルへ混入）を防止するため、輸液セットの針はゴム栓に垂直に穿刺する。

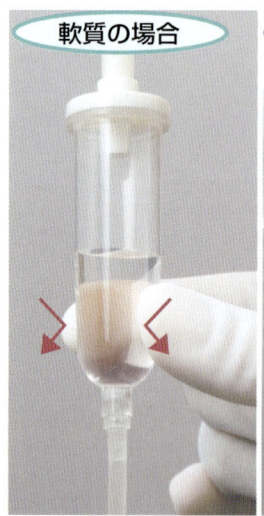

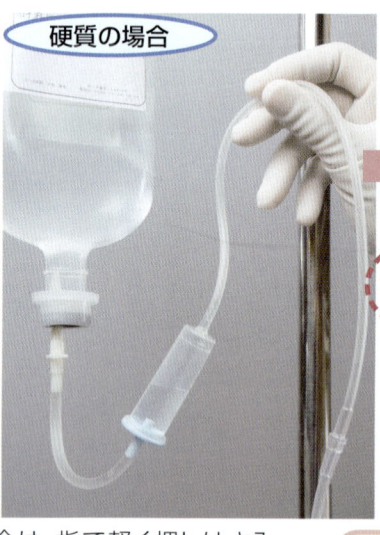

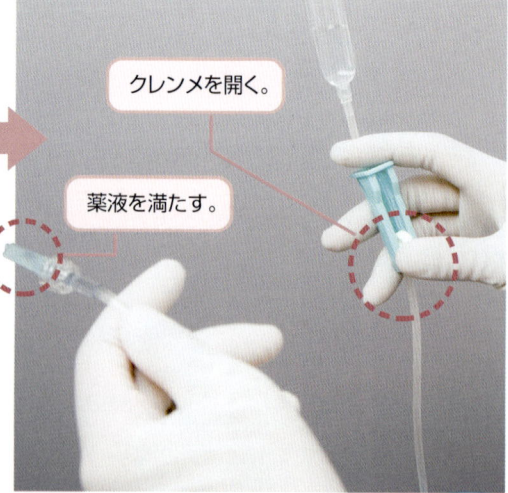

軟質の場合　　硬質の場合

クレンメを開く。

薬液を満たす。

❽ 滴下筒が軟質の場合は、指で軽く押しはさみ、1/3〜1/2程度、薬液を満たす。硬質の場合は、滴下筒を逆さにしてクレンメを徐々に開き、薬液を満たす。

❾ クレンメをゆっくり開きながら、輸液ラインの先端まで薬液を満たす。

POINT
- 滴下筒内の薬液が多すぎると、滴下の確認がしにくい。少なすぎると、滴下の際、気泡が混入しやすい。
- タコ管付きの輸液セットの場合は、タコ管を下にし、ライン先端を斜め上方に向けて薬液を満たす。

静脈注射（ワンショット、点滴静脈注射）

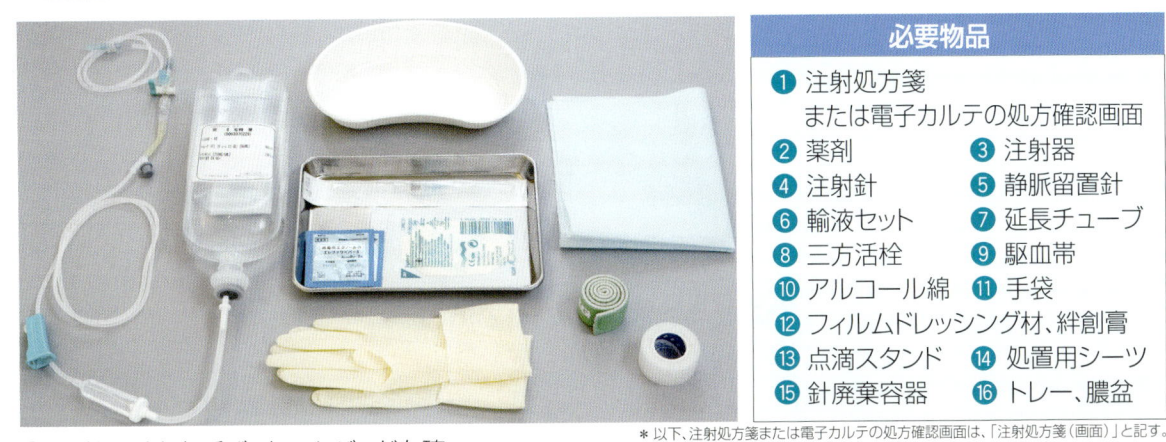

2 点滴静脈注射の実施
PROCESS
DVD 9-5

必要物品
1. 注射処方箋 または電子カルテの処方確認画面
2. 薬剤
3. 注射器
4. 注射針
5. 静脈留置針
6. 輸液セット
7. 延長チューブ
8. 三方活栓
9. 駆血帯
10. アルコール綿
11. 手袋
12. フィルムドレッシング材、絆創膏
13. 点滴スタンド
14. 処置用シーツ
15. 針廃棄容器
16. トレー、膿盆

＊以下、注射処方箋または電子カルテの処方確認画面は、「注射処方箋（画面）」と記す。

❶ 患者の氏名を呼び、ネームバンドを確認する。注射処方箋（画面）を再確認する。患者に説明を行う。

❷ 手指衛生を行い、手袋を着用する。処置用シーツを敷き、刺入部を確認する。

❸ 静脈留置針の針先やコネクト部分に破損がないか、ガイド針と外筒を動かして確認する。

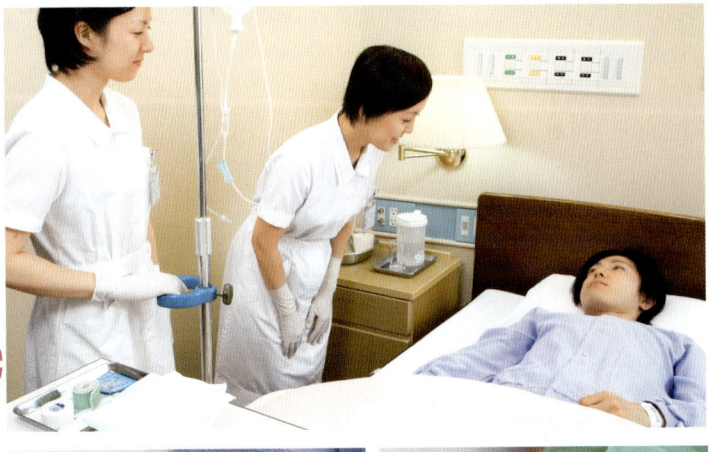

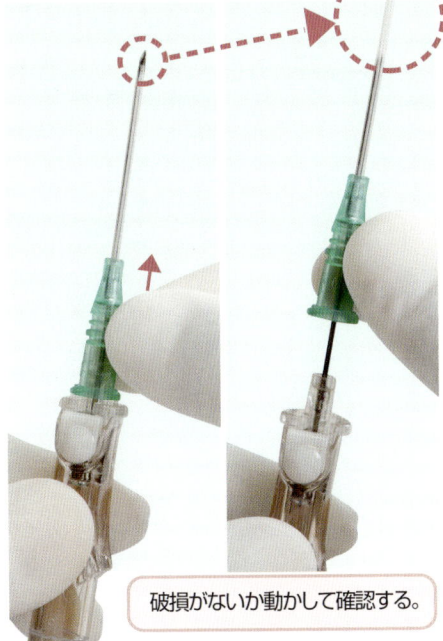

破損がないか動かして確認する。

駆血は、末梢動脈が触れる程度を目安とする。

駆血が2分以上となった場合は、一度、駆血帯を外して血流を促す。

❹ 刺入部から10〜15cm中枢側に、駆血帯を巻く。患者に母指を中にして手を握ってもらい、静脈を怒張させ、刺入部位を決定する。

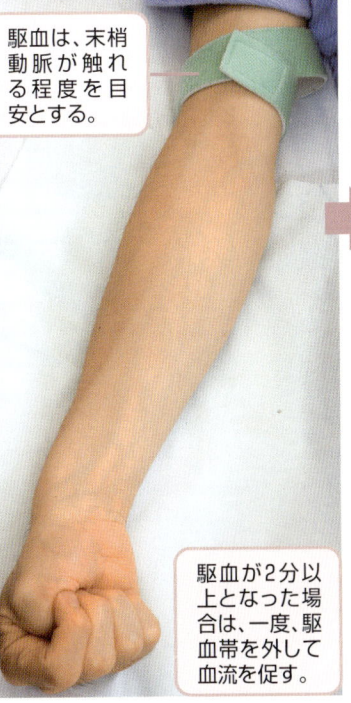

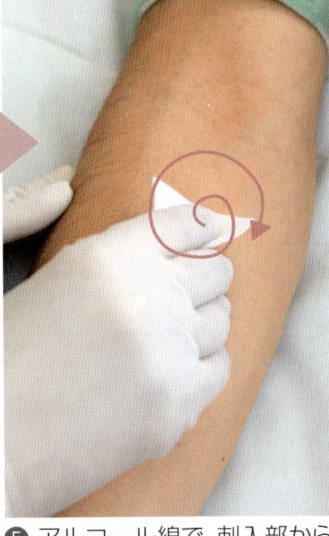

❺ アルコール綿で、刺入部から外側に円を描くように消毒し、乾燥させる。

CHAPTER 9

静脈留置針を刺入

血液の逆流を確認する。

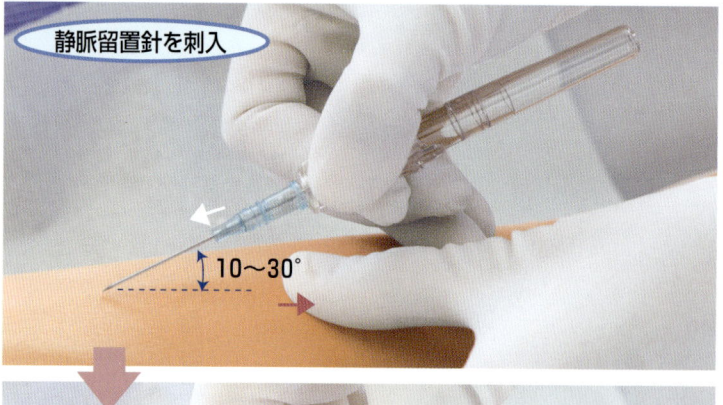

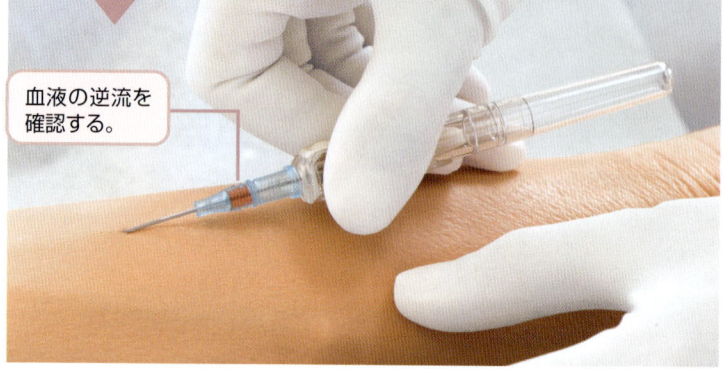

❻ 利き手で静脈留置針を持ち、反対側の手の母指で皮膚を軽く伸展させ、血管を固定する。針の刃面を上にして、10～30度の角度で静脈走行に沿って刺入する。

❼ 血液の逆流が確認されたら、留置針をやや低くし、さらに2～3mm進める。

❽ ガイド針を動かさず、留置針の外筒のみを基部まで刺入する。

❾ 患者の手を開かせ、駆血帯を外す。針の先端より中枢側の血管を軽く押さえ、ガイド針を抜く。

注意！ 刺入部の激痛や指先のしびれなど神経刺激がないか、動脈穿刺による拍動がないか、必ず確認する。

POINT
静脈留置針の仕組み

● 静脈留置針は、外筒の中にガイド針が収納され、鋭利な先端部のみが露出している。次のような手順で、静脈内に留置する。
① ガイド針先端で静脈壁を穿刺する。
② 留置針の角度をやや低くして、静脈内を2～3mm進める。
③ ガイド針を固定し、外筒のみを進める。

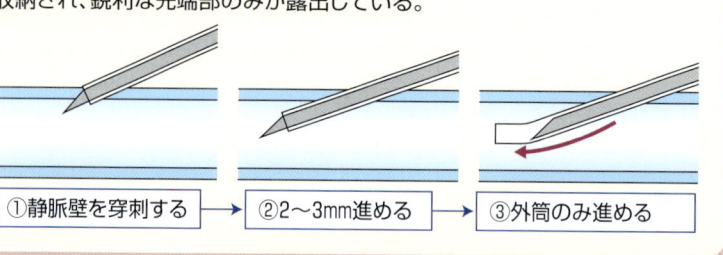

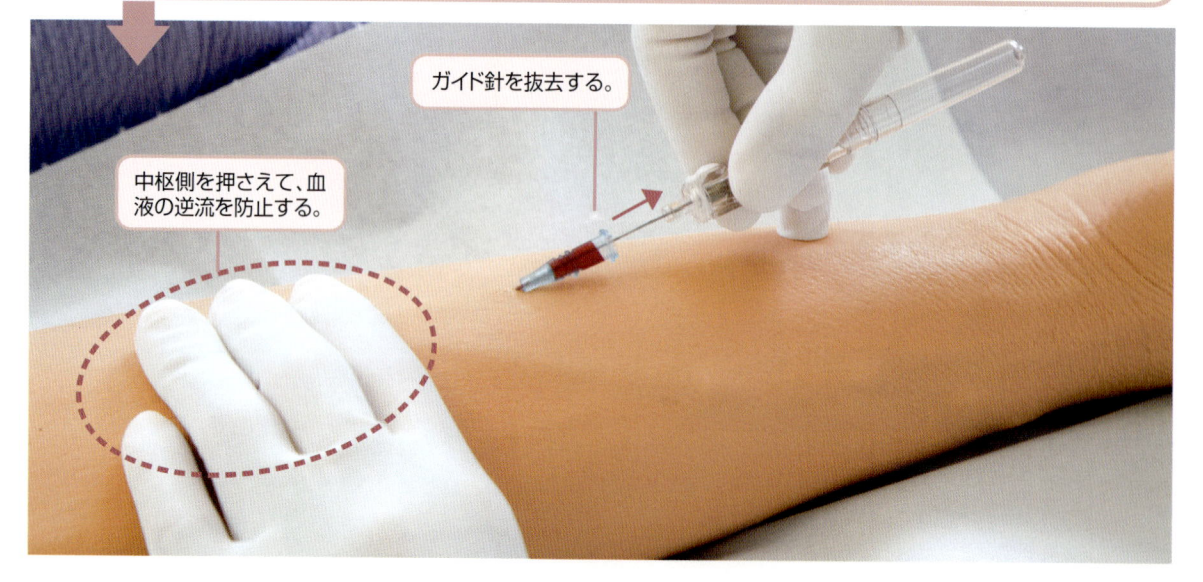

①静脈壁を穿刺する → ②2～3mm進める → ③外筒のみ進める

ガイド針を抜去する。

中枢側を押さえて、血液の逆流を防止する。

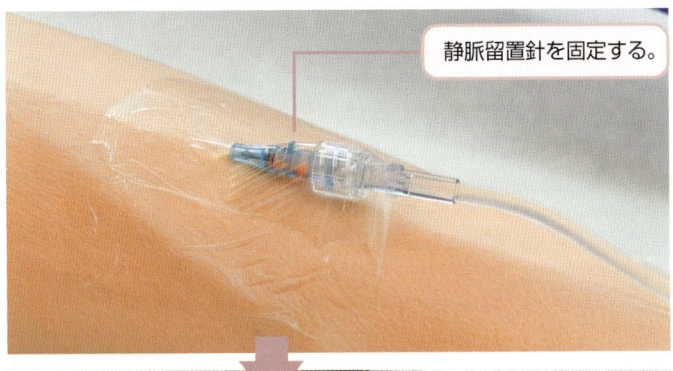

静脈注射（ワンショット、点滴静脈注射）

静脈留置針を固定する。

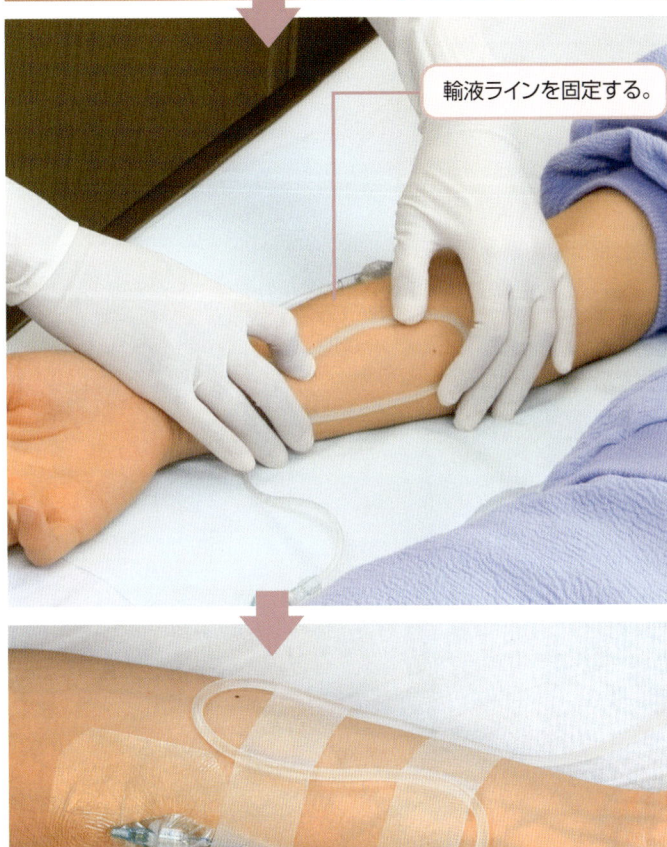

輸液ラインを固定する。

⑩ 輸液ラインを接続し、コネクターを締める。クレンメを緩め、滴下状態を確認し、血液が凝固しない程度に、滴下をしぼる。

⑪ 留置針をフィルムドレッシング材で固定する。輸液ラインにループを作り、絆創膏で固定する。

⑫ 静脈留置針を針廃棄容器に捨て、後片付けを行う。手袋を外し、手指衛生を行う。指示された滴下速度に調節する。

⑬ 全身・局所を観察、変化があればすぐに知らせるよう、患者に説明する。記録を行う。

POINT
滴下調節の留意点
- 患者の腕を伸展させるなど、滴下が最もスムーズな状態で調節する。
- 立位と臥位では、滴下速度が変化するので注意する。
- クレンメが長時間同じ位置に固定されるとチューブが押しつぶされ、正しい滴下調節ができないので、時々クレンメの位置を移動させる。

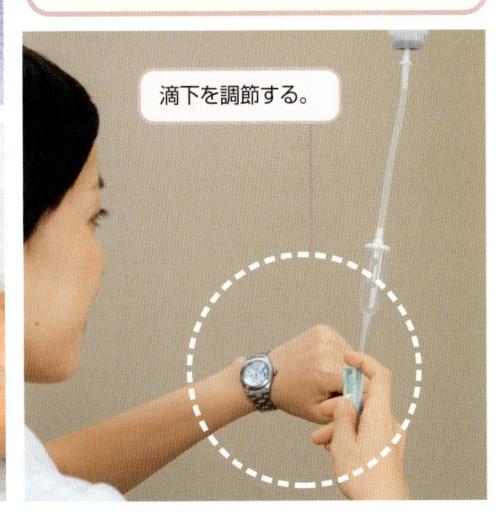

滴下を調節する。

STUDYING

輸液ライン固定時のポイント

輸液ラインの固定は、チューブの丸みに合わせ、針や接続部に力がかからないようにループを作り、絆創膏でとめる。刺入部が観察でき、体動などにより抜針しないよう確実に固定することがポイントである。

体動の激しい意識不明瞭な患者や高齢者、小児では、刺入部をシーネで固定したり、注射用離被架を用いて保護する。

CHAPTER 9

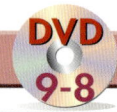

DVD 9-8 点滴静脈注射による混注（ピギーバック法）

❶ 手指衛生を行い、必要物品を準備する。注射処方箋（画面）を確認し、手袋を着用して薬剤・輸液を準備する。指示確認を再度行い、ネームバンドで患者確認を行う。患者に説明を行う。

❷ 側注管に接続する輸液ボトルをスタンドにかけ、ラインが薬液で満たされていることを確認する。

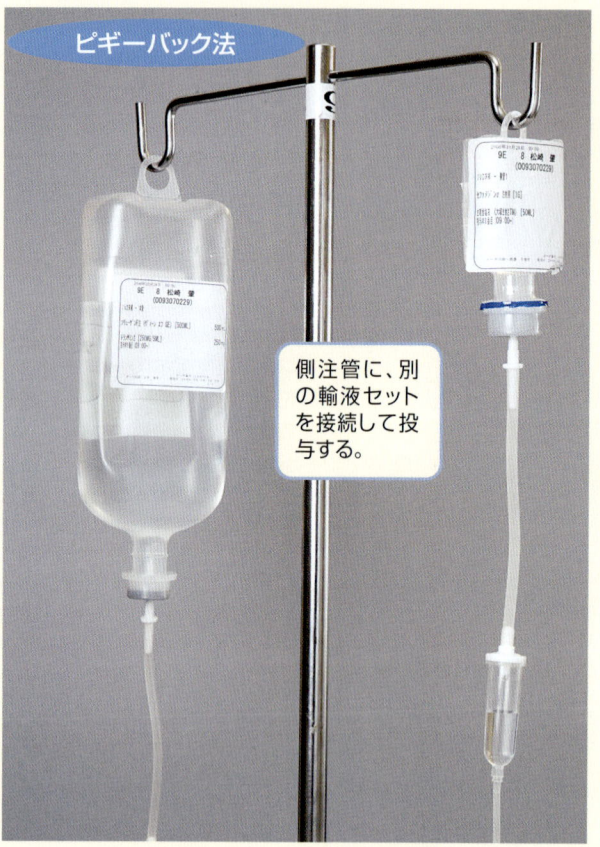

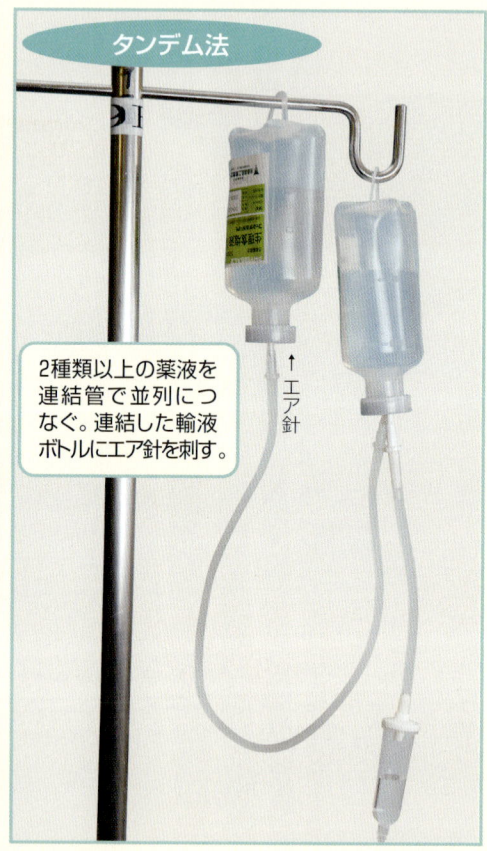

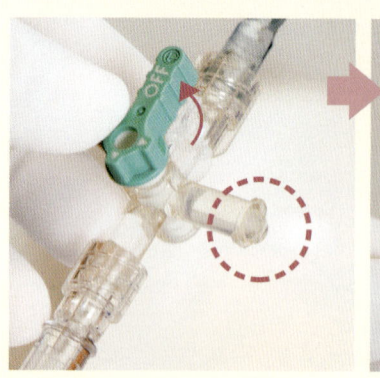

ピギーバック法
側注管に、別の輸液セットを接続して投与する。

タンデム法
2種類以上の薬液を連結管で並列につなぐ。連結した輸液ボトルにエア針を刺す。

❸ 三方活栓のコックを患者側に倒し、空気を抜く。

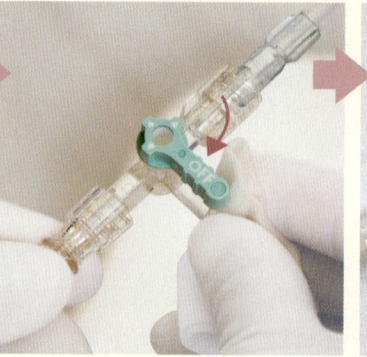

❹ 三方活栓のコックを元に戻し、アルコール綿でハブを消毒する。

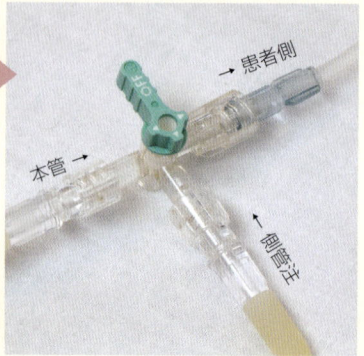

❺ 側管注の輸液ラインを接続する。本管・側管の双方の輸液が滴下するよう三方活栓を開通させ、本管および側管注の滴下速度を調節する。

静脈注射（ワンショット、点滴静脈注射）

PROCESS 3 点滴静脈注射の管理

点滴静脈注射は正しい手順で安全に実施し、異常の早期発見と適切な対処ができるように、十分な観察を行う。
また、患者の不安や苦痛、日常生活制限を最小限にすることが重要である。

滴下速度の調節

滴下数/分 ＝ (1時間あたりの予定輸液量mL × 輸液セットの1mLあたりの滴数) / (予定輸液時間 × 60分)

例：500mLを8時間で滴下したいとき（成人用輸液セット15滴/mL使用）
（500mL × 15滴/mL）÷（8時間 × 60分）＝ 15.625滴/分　→ 4秒に1滴

＊1mLあたりの滴数は、輸液セットの種類によって異なるので注意する。
一般に成人用輸液セットは1mL＝15滴、小児用（微量）輸液セットは1mL＝60滴である。

観察とケアのポイント

- **患者の全身状態**：気分不快や薬剤の副作用はないか？
- **留置針刺入部**：発赤・腫脹、血管走行に沿った発赤や疼痛はないか？
- **留置針の定期交換**：72〜96時間ごとに交換する。
- **滴下速度と残量確認**：滴下筒に薬液が残っている間に、次のボトルに交換する。交換後は、滴下速度を再調整する。
- **輸液ボトル内の薬液**：性状変化はないか？
- **輸液ライン**：屈曲・圧迫、接続部の緩み、三方活栓の向き、クレンメの開閉状態を確認する。
- **ベッド周囲の環境調整**：ナースコールは手元にあるか？
- 必要な日常生活援助を行う。

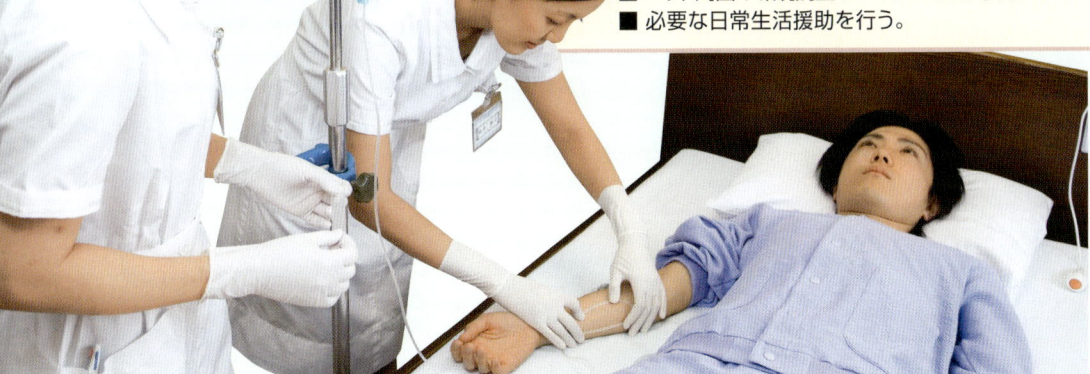

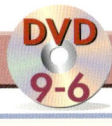

輸液ライン内の気泡の抜き方　DVD 9-6

輸液ライン内に発生した気泡は、滴下筒に近い場合は、指ではじいて滴下筒に逃がす。
または、ペンなどでラインを巻き上げ、気泡を滴下筒に押し上げる。

気泡が患者側に近い場合は、三方活栓を開いて抜くか、三方活栓に注射器を接続して吸引する。

指ではじいて、上に逃がす。

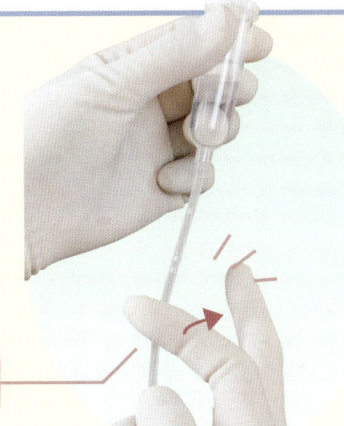

ペンに巻き上げて、上に逃がす。

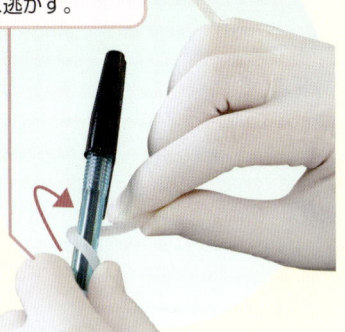

CHAPTER 9

静脈注射（ワンショット、点滴静脈注射）

DVD 9-7　4 PROCESS　抜針・止血

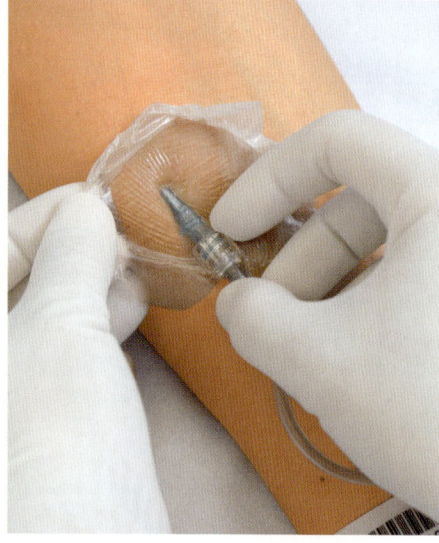

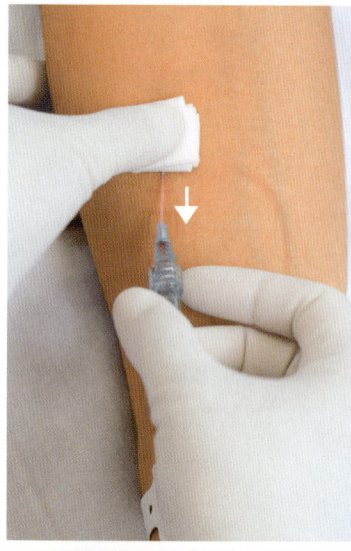

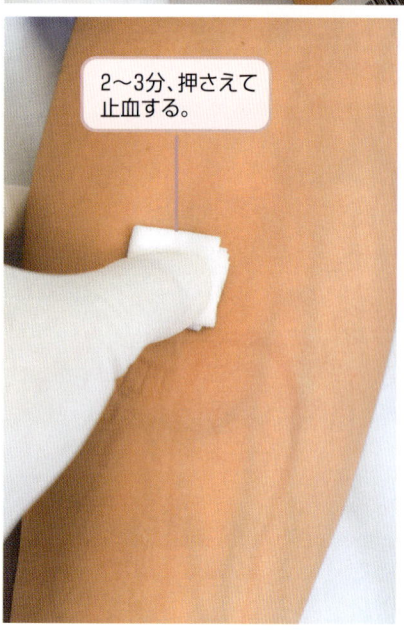

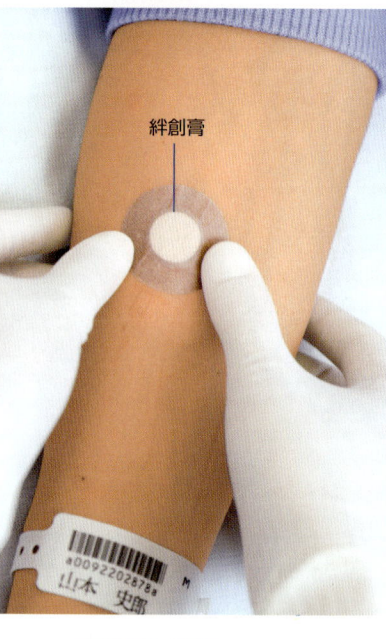

❶ フィルムドレッシング材は、静脈留置針が動かないよう固定して、皮膚と平行に、体毛の流れに沿って静かにはがす。

❷ 留置針は、刺入角度に合わせて抜く。ほぼ同時に、刺入部をアルコール綿で押さえる。

❸ アルコール綿の上から、母指で刺入部を押さえ2〜3分間、圧迫止血する。

❹ 止血を確認後、絆創膏を貼る。

❺ 全身・局所の観察を行う。注射針・注射器を針廃棄容器に捨て、後片付けを行う。手袋を外し、手指衛生、記録を行う。

2〜3分、押さえて止血する。

絆創膏

POINT
- アルコール綿がぬれすぎていると、止血しにくい。事前に絞るか、乾いた滅菌ガーゼを用いる。
- 出血傾向のある患者では、注意して止血を確認する。
- 抜針後は、もまないよう患者に説明する。

STUDYING

異常発見！ 急変時の対応

① 患者が静脈注射後に急変したら、その場を離れずに応援を呼ぶ。

② 患者の生命と安全確保を最優先とし、迅速な救命処置を行う。

③ 誤った薬剤・量を静脈注射したと判明し、輸液ルートに残液がある場合は、注射器で吸引する。

④ 主治医・担当医・上司に報告し、患者の家族など関係者に連絡する。

⑤ 急変の原因について検討する。

⑥ 患者に使用した薬剤、注射器、診療材料などは、原因を検討するうえで重要な証拠となる。廃棄せず、保管する。

CHAPTER 10
中心静脈注射の準備・介助・管理

中心静脈注射は、上大静脈あるいは下大静脈にカテーテルを留置し、
高カロリー輸液や中心静脈圧測定などを行う。
CVC（central venous catheter；中心静脈カテーテル）と
PICC（peripherally inserted central catheter；末梢挿入中心カテーテル）がある。

目的・適応

1. 経口摂取や経腸栄養ができず、中心静脈栄養法（TPN）が必要な場合（腸管閉塞や吸収障害、腸管の安静を必要とする場合など）
2. 末梢静脈が確保できない場合
3. 中心静脈圧測定、血行動態監視が必要な場合
4. 透析用カテーテル留置など、血液浄化療法が必要な場合
5. 末梢静脈炎を起こしやすい薬剤投与（抗癌薬・FOYなど）が必要な場合
6. 一時ペーシング挿入など、治療上、中心静脈の穿刺が必要な場合

CVC禁忌
- 重度の血液凝固不全または抗凝固療法中の患者。
- 解剖学的に穿刺が困難な状態（甲状腺腫、穿刺部位の腫瘍、重度の肺気腫など）。
- 穿刺部位に皮膚炎症が認められる場合。
- 穿刺部位の形態が手術などで変化してしまった場合。

PICC禁忌
- 駆血帯を縛っても上腕・前腕部の血管を見ることができない。あるいは、触れることができない。
- 腕に静脈炎あるいは蜂窩織炎が見られる場合。
- 透析導入の患者、血管手術後の血管や麻痺側の腕からの挿入。

到達目標

1. 中心静脈カテーテル挿入の必要性を理解できる。
2. 中心静脈カテーテル挿入の基本的手技を理解し、安全に準備と介助ができる。
3. 処置前後、処置中の患者の状態を観察することができる。
4. 中心静脈カテーテル挿入の合併症を理解できる。
5. 中心静脈カテーテルと輸液ラインの適切な管理ができる。
6. ドレッシング交換とライン交換の適切な頻度がわかる。
7. ドレッシング交換が正しい手技で行える。
8. 患者の観察を通して、カテーテル関連血流感染を早期発見できる。

CHAPTER 10

実施の手順

中心静脈カテーテル挿入と輸液ラインの接続

医師〈Dr〉

- 患者に説明し、同意を得る。
- 処置の同意書を確認する。
- 手洗い後、マスク・キャップ・滅菌手袋・滅菌ガウンを着用する。
- 中心静脈カテーテルキットを開き、滅菌野を準備する。
- ポビドンヨードで穿刺部を消毒する。
- 局所麻酔薬を注射器に吸い上げる。滅菌穴あきドレープで術野を覆う。
- 局所麻酔の後、穿刺を行い、中心静脈カテーテルを挿入する。ヘパリンロックを行い、カテーテルを縫合・固定する。穿刺部にフィルムドレッシング材を貼る。
- 胸部X線写真でカテーテル挿入を確認する。

看護師〈Ns〉

- 手指衛生を行い、必要物品を準備する。
- 医師とともに、処置の同意書を確認する。
- 処置用シーツを敷き、患者の体位を整える。患者にパルスオキシメーターを装着し、ナースコールを持たせる。
- 手袋・マスク・キャップを着用する。
- ポビドンヨードとヘパリン生食を滅菌トレーに注ぐ。
- 局所麻酔薬のアンプルをカットする。
- 処置中、患者の呼吸や脈拍など、バイタルサインを観察する。患者に声をかけ、気分を尋ねて不安を和らげる。
- 挿入したカテーテルの長さを記録する。カテーテルを仮固定し、ドレッシング材に処置の日付を記入する。
- 医師の指示にて輸液ラインを接続する。延長チューブ、三方活栓をガーゼで保護して固定する。

ドレッシング交換

- 手指衛生を行い、必要物品を準備する。患者に説明を行う。
- 手指衛生を行い、手袋を着用する。ドレッシング材をはがす。
- ポビドンヨードで、刺入部から外側へ2回消毒する。2分以上乾燥するのを待つ。
- 刺入部にドレッシング材を貼り、輸液ラインをガーゼで保護して固定する。
- ドレッシング交換を行った日付を記入する。

POINT
- 刺入部周辺に触れないよう、注意してはがす。

POINT
- 刺入部だけでなく、ドレッシング材で覆われる部分の皮膚を消毒する。
- ポビドンヨードは、乾燥する過程で殺菌作用を発揮する。

POINT
- ドレッシング材を貼る際に、カテーテルの固定位置を前回とずらし、皮膚への刺激を和らげる。
- 輸液ラインはループを作って固定する。

POINT
- 日付を記入することで、次回交換日が把握できる。

中心静脈注射の準備・介助・管理

GENERAL INFORMATION

CVC、PICCの挿入位置

CVC（中心静脈カテーテル）、PICC（末梢挿入中心カテーテル）は、上大静脈もしくは下大静脈（大腿からの場合）に留置される。

上・下大静脈は豊富な血流によって輸液が瞬時に希釈されるため、高濃度・高浸透圧の高カロリー輸液を、血管傷害をきたしたり、静脈炎を起こすことなく投与することができる。

鎖骨下静脈穿刺

- 穿刺時の気胸・血胸が比較的起こりやすい。
- カテーテル先端の位置異常が起こりやすい。
- 体動による屈曲がないため、カテーテルの固定・管理は行いやすい。
- 穿刺部位から上大静脈までの距離が短く、血栓形成、微生物コロニー形成の確率が比較的低い。

内頸静脈・外頸静脈穿刺

- 鎖骨下静脈穿刺より気胸を起こしにくいが、総頸動脈を穿刺する可能性がある。
- 口・鼻・ひげなど微生物が多数存在する部位に近く、コロニー形成の確率が高いため、血流感染のリスクが比較的高い。
- 頸部の動きでカテーテルが屈曲することがあり、固定がしにくい。

橈側皮静脈切開

- 肩の部分で静脈切開を行うことが多い。
- 挿入時の合併症は少ないが、血管が出にくい患者には挿入が困難である。

大腿静脈・大伏在静脈切開

- 挿入時の合併症が少ない。
- 陰部に定着した微生物からの汚染による血流感染のリスクが高い。
- 深部静脈血栓症を発症する可能性がある。
- 体動により、カテーテルが屈曲しやすい。

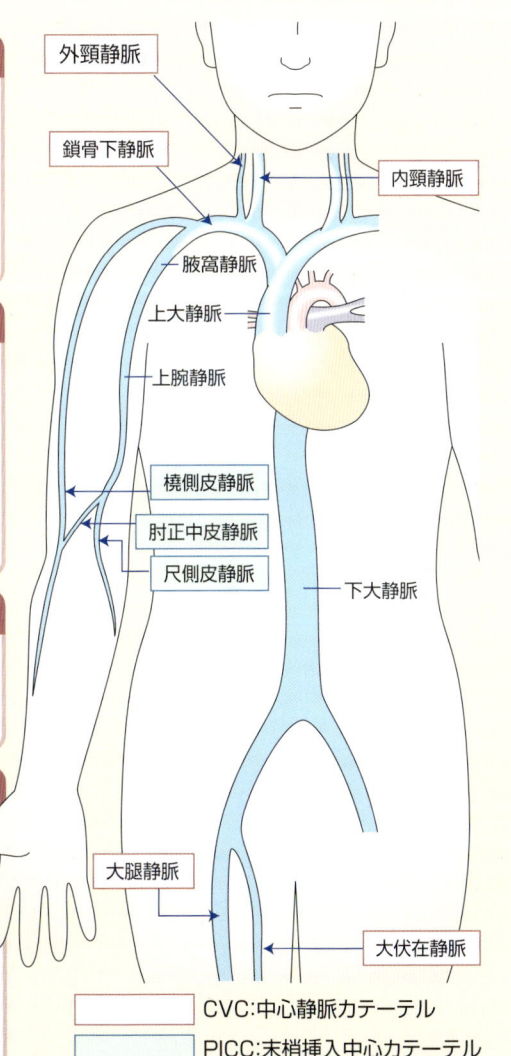

尺側皮静脈穿刺・橈側皮静脈穿刺・肘正中皮静脈穿刺

- CVCと比較して気胸・血胸のリスクは少ない。
- 血流感染のリスクも少ないといわれる。
- 腕を使用することから、患者の心理的負担が小さい。
- カテーテル先端の位置異常（CVC：鎖骨下4.6%、PICC：10.7%）[2] が比較的起こりやすい。
- 腕の動きでカテーテルが屈曲することがある。

外頸静脈／鎖骨下静脈／内頸静脈／腋窩静脈／上大静脈／上腕静脈／橈側皮静脈／肘正中皮静脈／尺側皮静脈／下大静脈／大腿静脈／大伏在静脈

CVC：中心静脈カテーテル
PICC：末梢挿入中心カテーテル

CHAPTER 10

CVC・PICCの合併症					
合併症の分類	原因	症状	予防	対応
気胸	針が胸膜を突き刺し、肺実質を損傷する。	咳嗽・呼吸困難・胸痛など。施術中はSpO₂をモニタリングする。	術前にエコーで動静脈の位置を確認する。試験穿刺時に鎖骨下静脈に当たらない場合は本穿刺を行わない。胸郭に近い角度で針を進める。極端にやせた人は、鎖骨下静脈以外の部位を選択する。	胸腔ドレナージ
血胸	鎖骨下穿刺時に鎖骨下動脈と胸膜、または肺内血管を損傷し、胸腔内に出血が起こる。	呼吸困難・血圧低下。		胸腔ドレナージ
カテーテル先端位置異常	高張液を投与すると血管外漏出を生じる。カテーテルが右心室以上に入ると、不整脈を起こす。	特にないことが多い。不整脈に伴い、動悸が出現する場合がある。	鎖骨下穿刺の場合、カテーテル挿入時に患者の顔を穿刺側と反対に向ける。PICCの場合、顔を穿刺側に向ける。	施術後に胸部X線撮影によりカテーテル先端位置を確認、バイタルサインを確認する。抜去して入れ替えるか、ガイドワイヤーを用いて再挿入する。
動脈穿刺	穿刺時に近くを走行する動脈を穿刺する。	穿刺時に注射器内の血液が鮮血であり、拍動性である。穿刺部の腫脹が見られることもある。		直ちに穿刺針を抜去して5分以上の圧迫止血を行う。静脈と動脈の判別が難しいときには、血液ガス分析を行う。皮下血腫や遅延性血胸が起こることがあるため、観察を継続する。
空気塞栓	穿刺時、針の抜去時に胸腔内の空気が吸い込まれて起こる。	少量の空気であれば症状がないことが多い。多量の場合、呼吸困難、肺動脈閉塞によるショック、呼吸不全、意識レベル低下が起こる。	施術中は下肢を20度以上挙上する。（致死的合併症であるため、予防が重要である。）	
感染	挿入部位の皮膚汚染、ライン接続部（三方活栓含む）の不十分な消毒、輸液薬剤の汚染など。	刺入部の発赤・腫脹・疼痛・滲出液。発熱・悪寒。白血球増多。	マキシマルバリアプリコーションの遵守。挿入時の滅菌操作。定期的なドレッシング材・輸液ラインの交換。点滴作成・投与時の清潔操作。刺入部やバイタルサイン観察による早期発見。	カテーテルの抜去、抗菌薬投与。
事故（自己）抜去	輸液ラインが引っ張られたり、認知症・不穏患者が自ら抜去する場合がある。	カテーテルが途中で切れ、血管内に残存したり、カテーテル先端が心臓内に残存する場合がある。	輸液ラインは適切な長さを持たせる。カテーテル刺入部と輸液ラインの固定を頻回に観察する。患者に輸液ラインについて説明する。	全長が確認できない場合は、胸部X線写真でチェックする。カテーテル先端が心臓内に残存している場合、心臓カテーテル挿入による抜去、開胸術による除去も必要になる。

中心静脈注射の準備・介助・管理

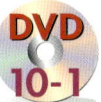

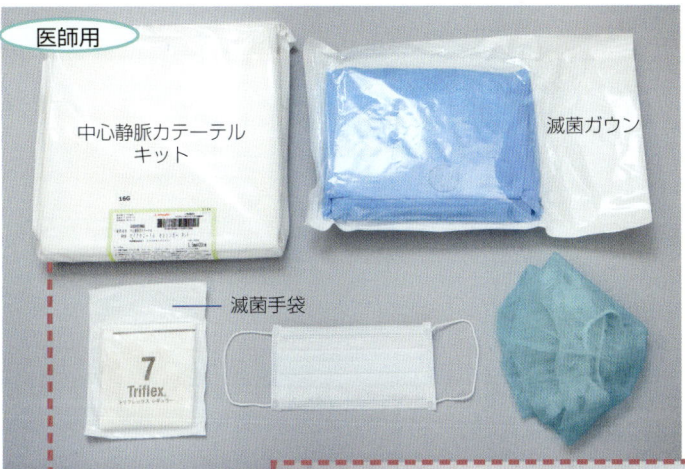

1 中心静脈注射の準備
DVD 10-1 PROCESS

❶ 医師は患者に説明を行い、同意を得る。

POINT
- 医師は、中心静脈カテーテルの必要性とリスクを患者と家族に説明する。インフォームドコンセントを十分に行って、同意書をとる。

❷ 患者に、可能であれば処置前にシャワー浴や入浴をしてもらう。

❸ 医師とともに、処置の同意書を確認する。手指衛生を行い、必要物品を準備する。

❹ ベッド周辺を整え、処置台をアルコール綿で清拭する。必要物品を処置台にセッティングする。

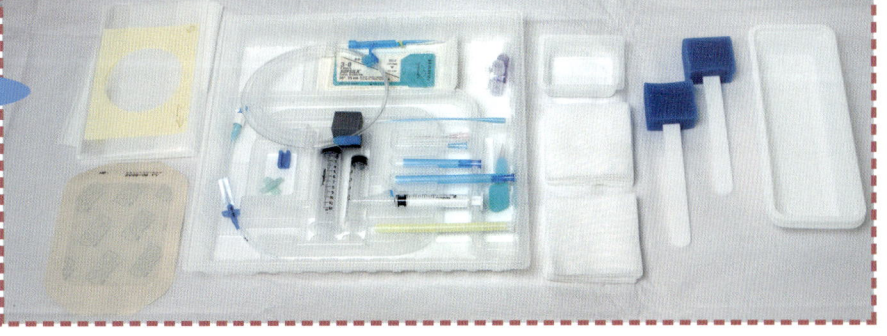

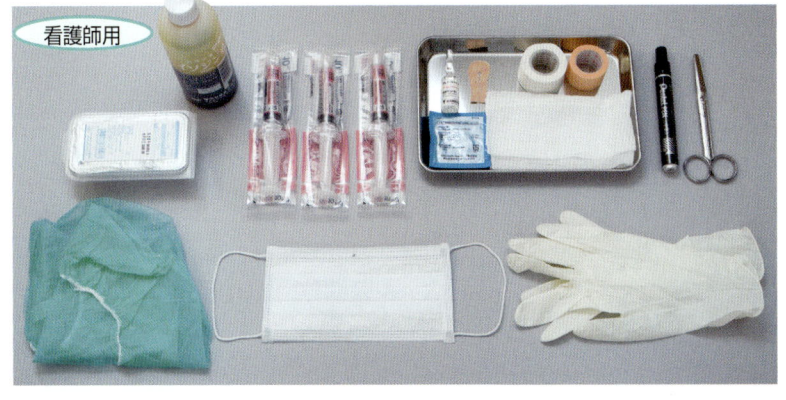

POINT カテーテルキットの選択
- CVC、PICCは、各々シングル、ダブル、トリプルルーメンの3種類がある。
- 穿刺部から右心房までの長さに合ったカテーテルを選択する。（内頸静脈穿刺・鎖骨下静脈穿刺：30cm程度、PICC：50cm、大腿静脈穿刺：70cm）

必要物品

❶ 中心静脈カテーテルキット
【キットに含まれるもの】
- 滅菌穴あきドレープ（大）
- 5mL注射器、18G針、22〜23G針
- 穿刺用18〜20Gサーフロー針
- 三方活栓　● 縫合セット（糸・針）
- メス刃　● フィルムドレッシング材（大）
- 滅菌トレー、消毒用スポンジ
- 滅菌ガーゼ

❷ アルコール綿
❸ ポビドンヨード
❹ 汚染物用ビニール袋
❺ 処置用シーツ
❻ 滅菌手袋、滅菌ガウン
❼ マスク、キャップ
❽ 局所麻酔薬（1％または2％プロカイン5mL）、1〜2アンプル
❾ ヘパリン生食
❿ 絆創膏、はさみ、油性フェルトペン
⓫ 駆血帯（PICCの場合）

CHAPTER 10

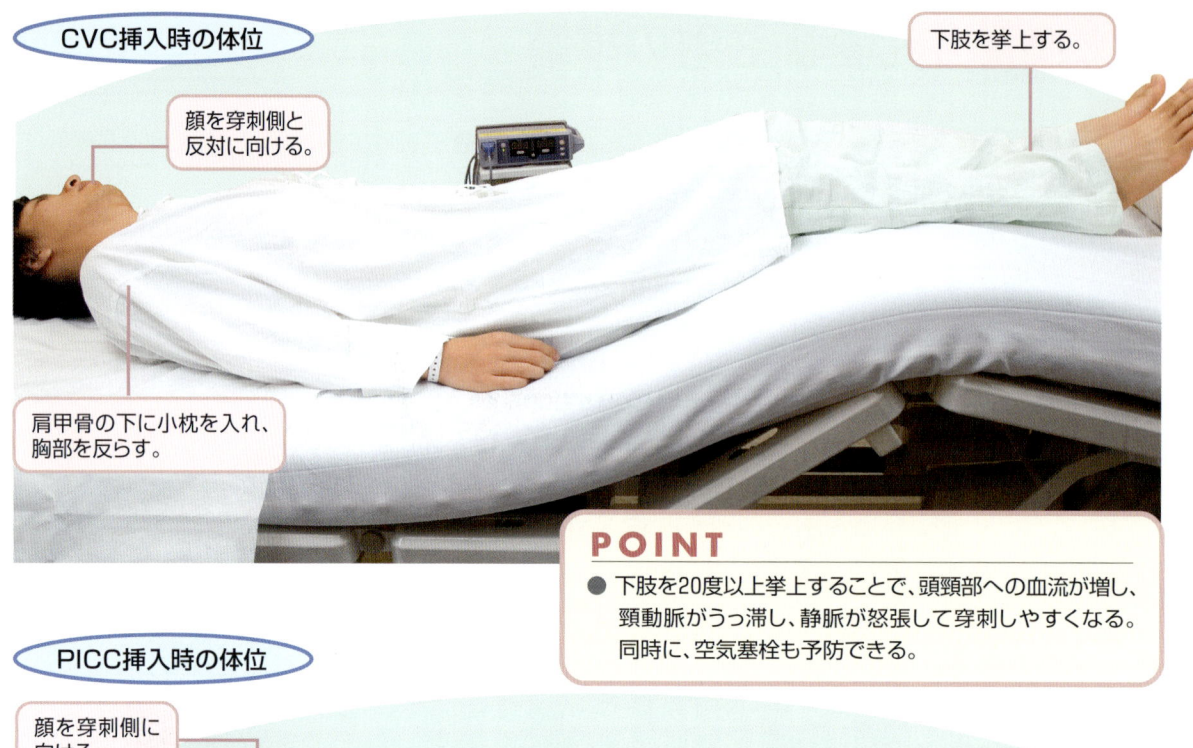

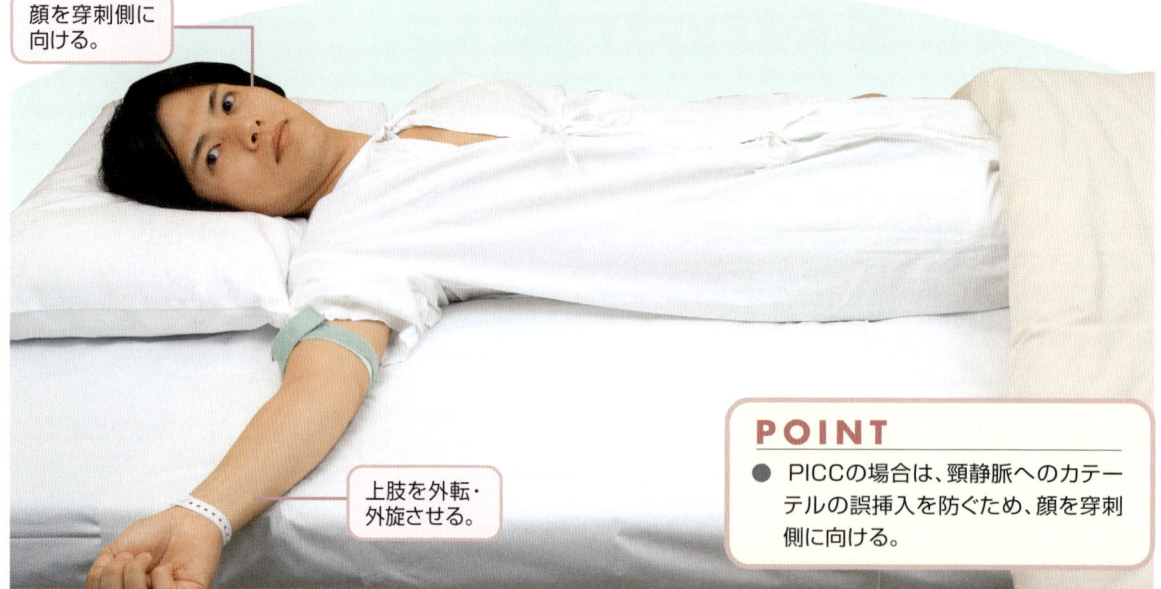

CVC挿入時の体位

- 顔を穿刺側と反対に向ける。
- 下肢を挙上する。
- 肩甲骨の下に小枕を入れ、胸部を反らす。

POINT
- 下肢を20度以上挙上することで、頭頸部への血流が増し、頸動脈がうっ滞し、静脈が怒張して穿刺しやすくなる。同時に、空気塞栓も予防できる。

PICC挿入時の体位

- 顔を穿刺側に向ける。
- 上肢を外転・外旋させる。

POINT
- PICCの場合は、頸静脈へのカテーテルの誤挿入を防ぐため、顔を穿刺側に向ける。

❺ 処置用シーツを敷く。患者に、処置用ガウンを着せ、仰臥位にする。
　CVCの場合は肩枕を入れ、下肢を挙上する。
　PICCの場合は、水平仰臥位をとる。

❻ 患者に、パルスオキシメーターを装着する。

❼ 処置中、何かあれば知らせることを伝え、ナースコールを手に持たせる。

❽ 処置前に医師とともに患者確認を行う。

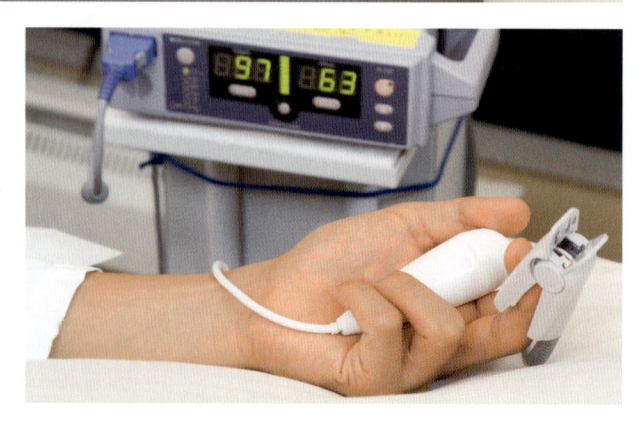

中心静脈注射の準備・介助・管理

DVD 10-2 PROCESS 2 中心静脈穿刺の介助（鎖骨下静脈穿刺の場合）

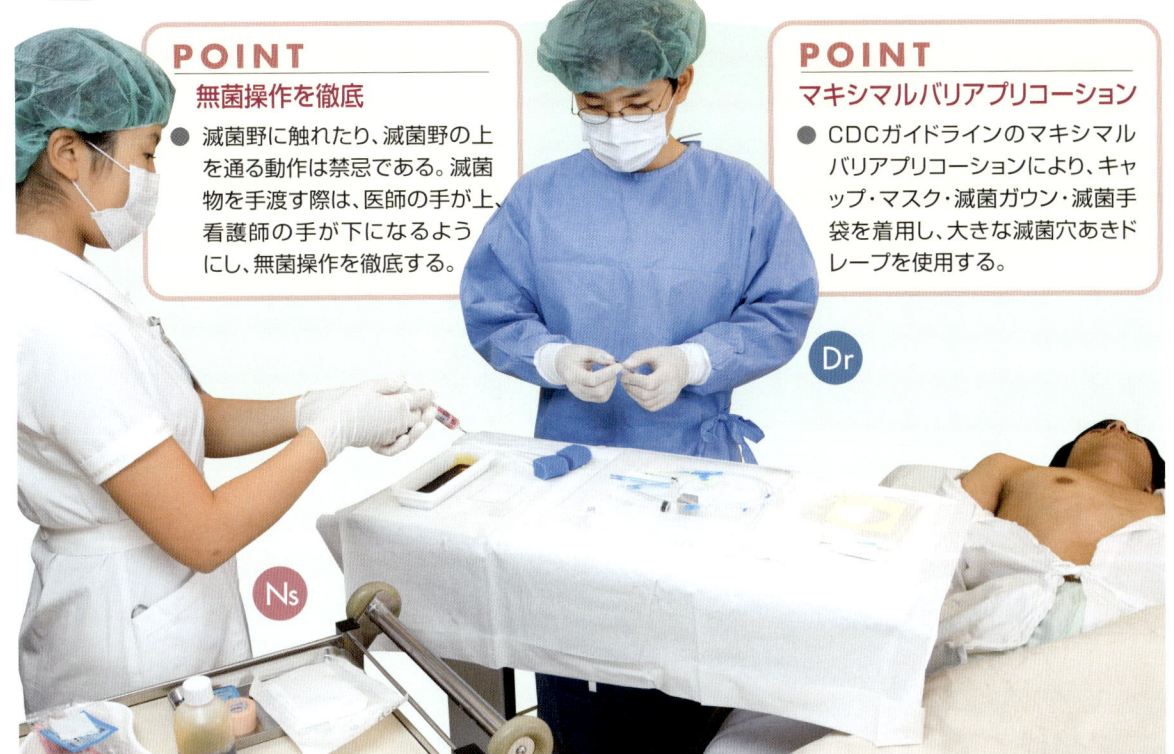

POINT　無菌操作を徹底
- 滅菌野に触れたり、滅菌野の上を通る動作は禁忌である。滅菌物を手渡す際は、医師の手が上、看護師の手が下になるようにし、無菌操作を徹底する。

POINT　マキシマルバリアプリコーション
- CDCガイドラインのマキシマルバリアプリコーションにより、キャップ・マスク・滅菌ガウン・滅菌手袋を着用し、大きな滅菌穴あきドレープを使用する。

① 医師は手洗い後、マスク、キャップ、滅菌手袋、滅菌ガウンを着用する。看護師は、手袋・マスク・キャップを着用する。

② 看護師は、ポビドンヨードとヘパリン生食をそれぞれ滅菌トレーに注ぐ。

③ 医師は、ポビドンヨードで穿刺部の皮膚消毒を行う。

④ 看護師は、局所麻酔のアンプルを消毒してカットし、医師が薬液を注射器で吸い上げる。

2分以上乾燥

POINT
- 無菌操作を徹底し、カテーテル関連血流感染を防止する。
- 医師と看護師が声を出し合い、迅速・正確に実施する。
- ポビドンヨードは乾燥する過程で殺菌するため、塗布後2分以上待つ。

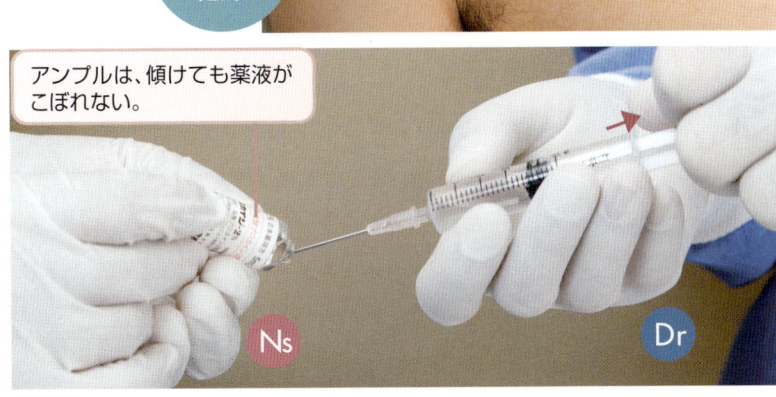

アンプルは、傾けても薬液がこぼれない。

CHAPTER 10

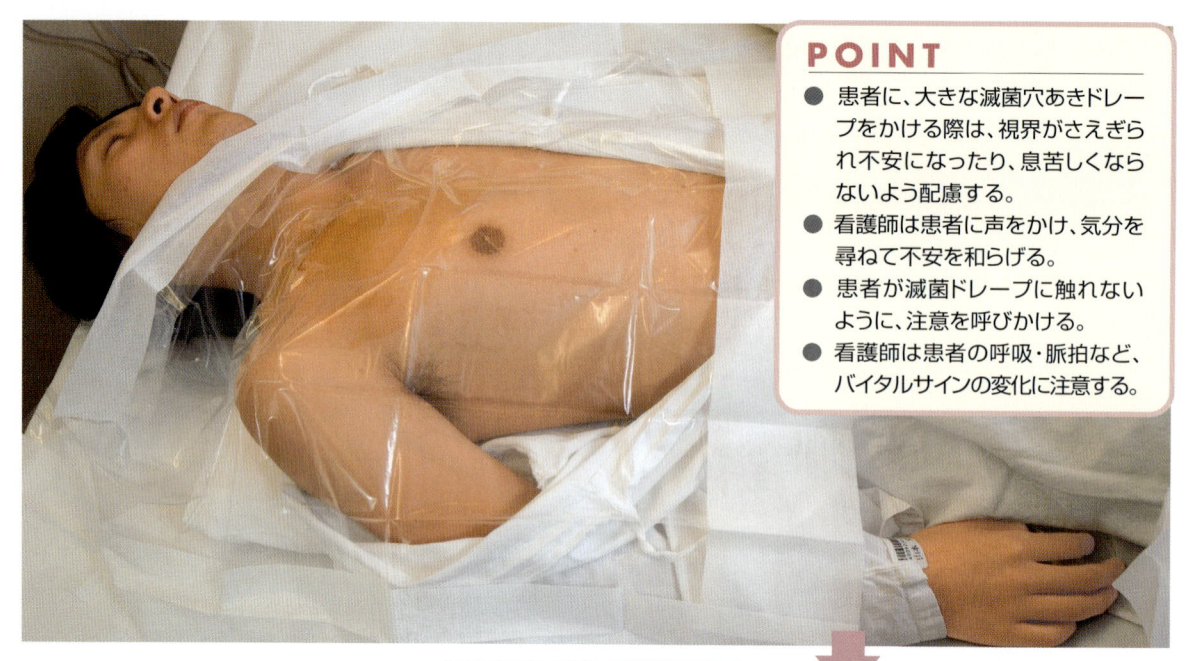

POINT
- 患者に、大きな滅菌穴あきドレープをかける際は、視界がさえぎられ不安になったり、息苦しくならないよう配慮する。
- 看護師は患者に声をかけ、気分を尋ねて不安を和らげる。
- 患者が滅菌ドレープに触れないように、注意を呼びかける。
- 看護師は患者の呼吸・脈拍など、バイタルサインの変化に注意する。

❺ 滅菌穴あきドレープで、術野を覆う。

❻ 医師は局所麻酔後、穿刺を行い、血液の逆流を認めたら、血管内留置カテーテルを挿入する。ガイドワイヤーを使用する場合は、看護師は挿入後にガイドワイヤーを抜き取ったことを確認する。

❼ 医師は、カテーテルが静脈内に入ったことを確認し、速やかにヘパリンロックを行う。

＊PICCの場合は、看護師は医師の指示により駆血帯を外す。

❽ 医師は、カテーテルを皮膚に縫合・固定する。この際、看護師は、挿入したカテーテルの長さを確認、記録する。

医師は血液の色、拍動の有無から、動脈に穿刺していないことを確認。

静脈穿刺
↓
血管内留置カテーテル挿入
↓
ヘパリンロック

POINT
カテーテル挿入の長さを記録
- 平均して、鎖骨下静脈：13〜15cm、右内頸静脈：13〜15cm、左内頸静脈：18〜20cm、大腿静脈：40〜50cm、PICC：40〜50cm。

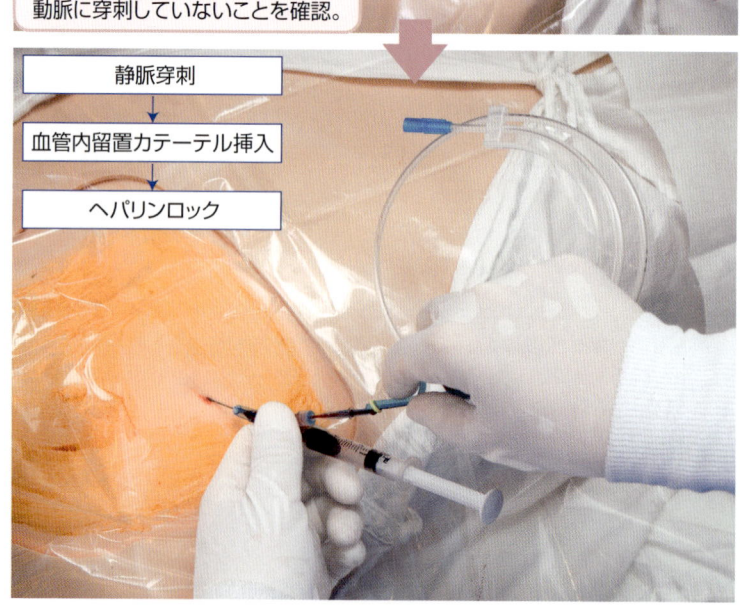

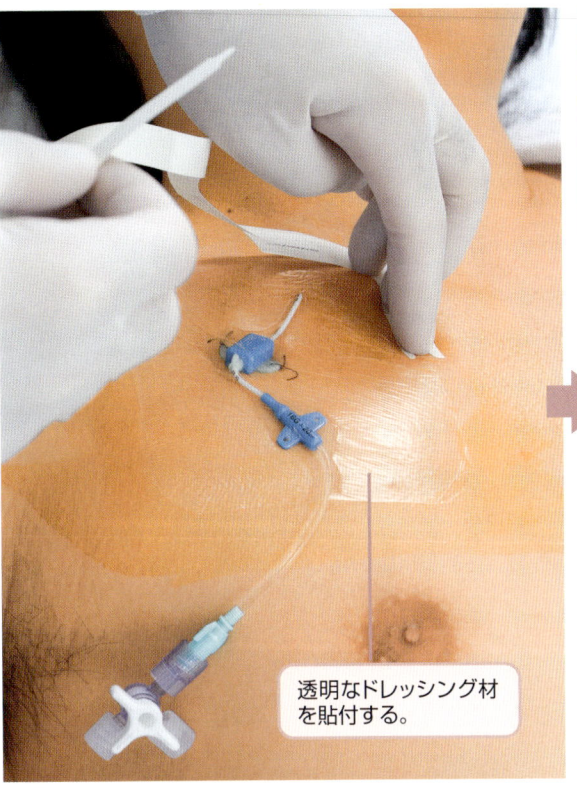

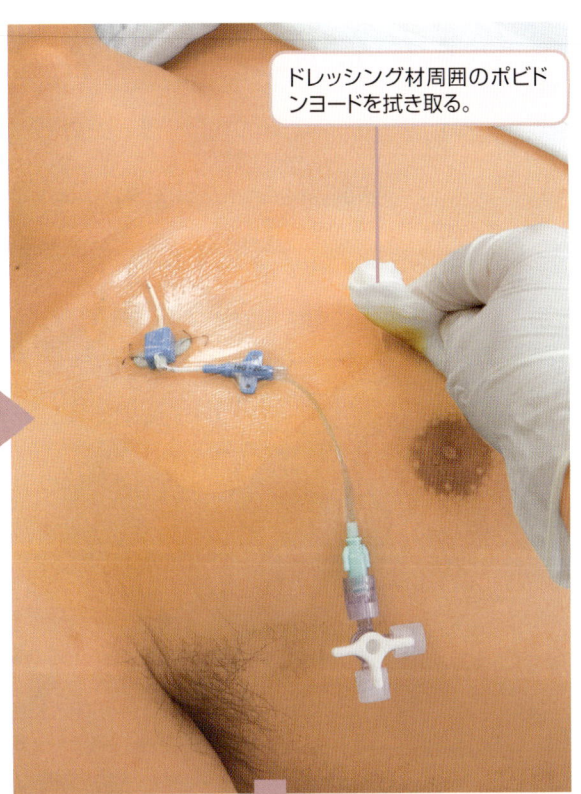

中心静脈注射の準備・介助・管理

透明なドレッシング材を貼付する。

ドレッシング材周囲のポビドンヨードを拭き取る。

ドレッシング材上に日付を記入する。

❾ 医師は、刺入部にフィルムドレッシング材を貼付する。

POINT
- 透明なドレッシング材で、発赤・腫脹・滲出液の有無など感染徴候を観察する。カテーテル固定状態も確認する。
- 出血・滲出液が多く、ドレッシング材がはがれてしまう場合は滅菌ガーゼを使用する。

❿ 患者を安楽な体位に戻し、刺入部とバイタルサインに異常がないかを確認する。

⓫ ドレッシング材に処置の日付を記入する。

⓬ カテーテルを仮に固定し、胸部X線写真を撮影する。カテーテル先端の位置、気胸・血胸の有無を医師が確認する。

POINT
観察ポイント
合併症の早期発見のため、処置中だけでなく、処置後も引き続き以下の点を観察する。
- 刺入部
- バイタルサイン
- 意識レベル
- 輸液ラインの接続部
- 患者による抜去のリスク

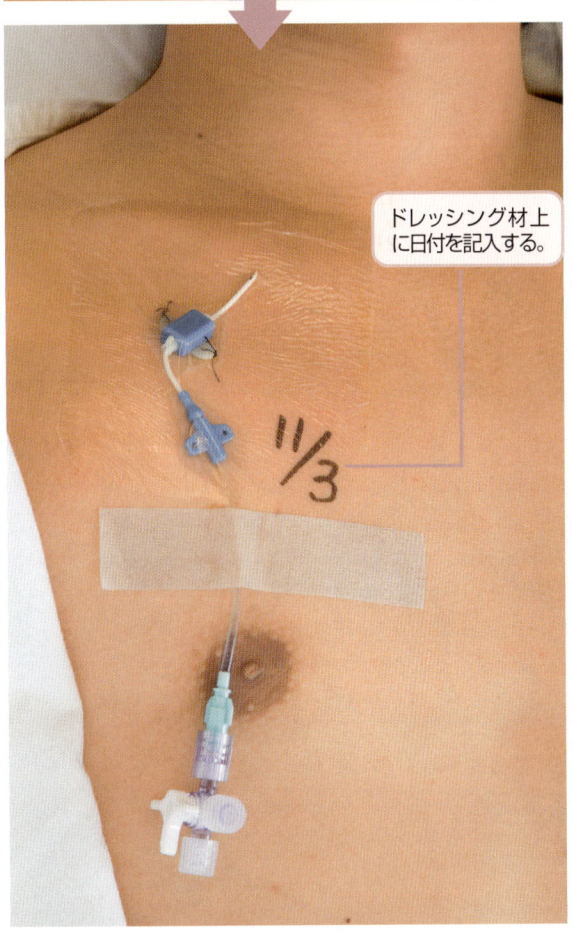

CHAPTER 10
中心静脈注射の準備・介助・管理

CHAPTER 10

3 輸液ラインの接続と固定

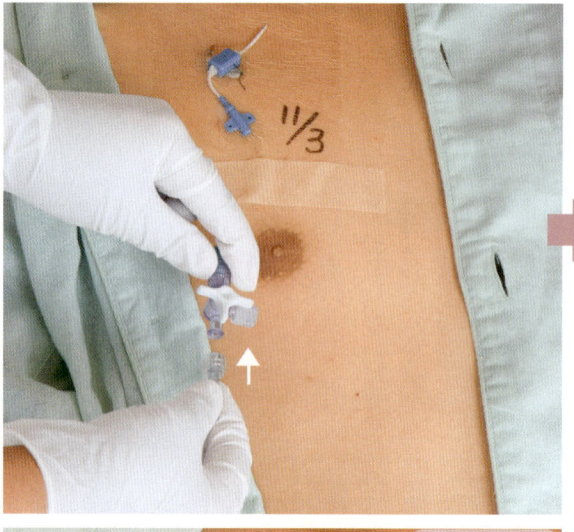

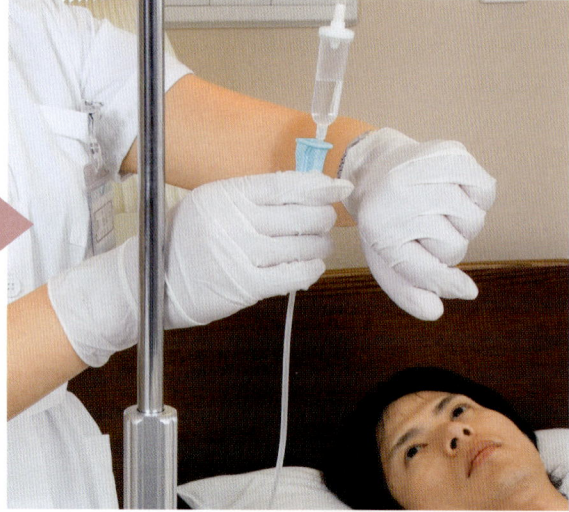

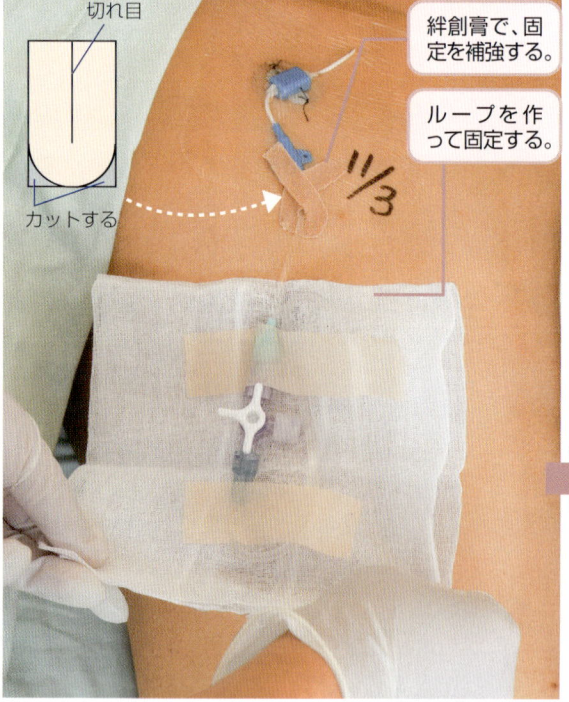

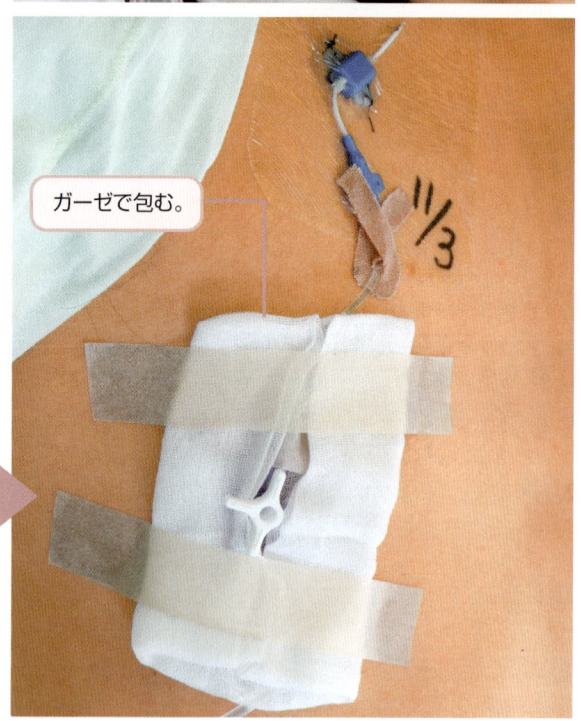

DVD 10-3

（図中ラベル）
- 切れ目
- カットする
- 絆創膏で、固定を補強する。
- ループを作って固定する。
- ガーゼで包む。

❶ 医師が、胸部X線写真でカテーテル挿入を確認する。医師の指示により、輸液ラインを接続し、滴下を調節する。

❷ 延長チューブ、三方活栓の接続部をガーゼで包んで保護し、ループを作って固定する。

❸ 記録を行う。

POINT
絆創膏にボタンホールを作って固定
- 輸液ラインをはさんで絆創膏を二つ折りにし、切れ目を入れる。
- これをパジャマのボタンにはめて固定すると、引っ張られたときに抜けにくい。

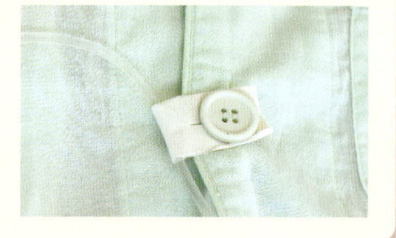

中心静脈注射の準備・介助・管理

DVD 10-4 PROCESS 4 ドレッシング交換

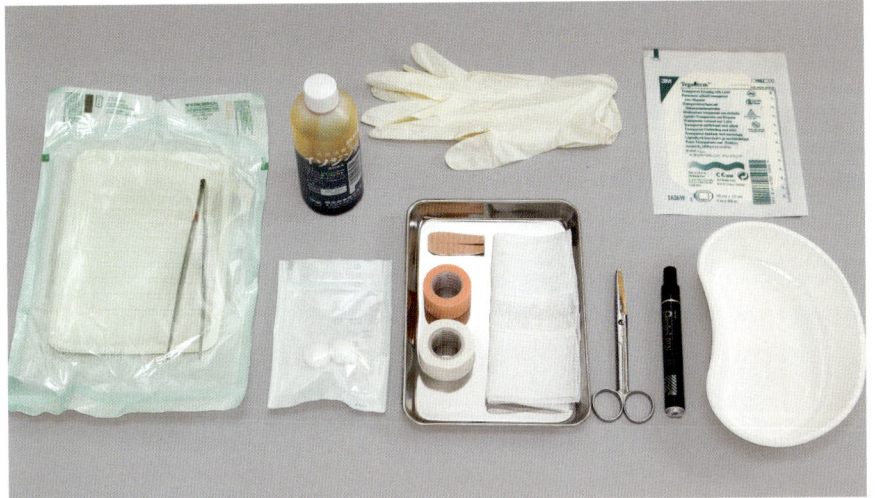

必要物品
1. ポビドンヨード
2. 滅菌トレー・綿球・鑷子
3. 手袋
4. フィルムドレッシング材（大）
5. ガーゼ
6. 絆創膏
7. 膿盆
8. はさみ
  油性フェルトペン

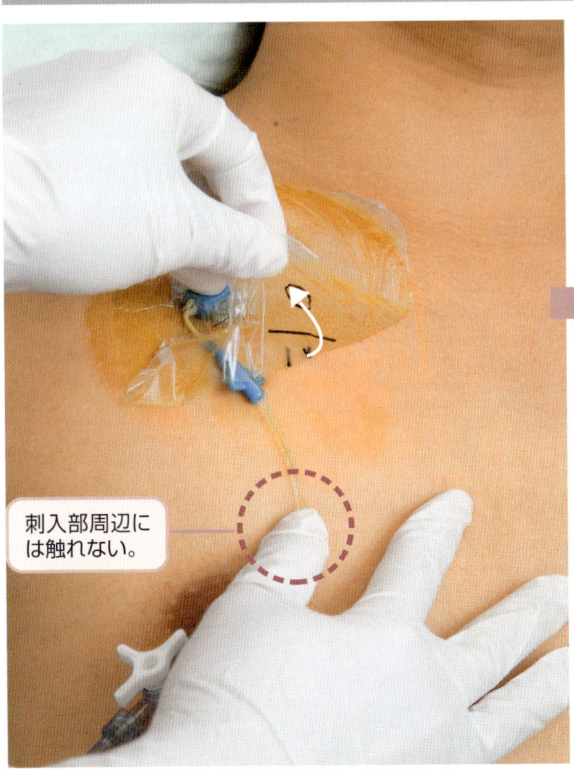

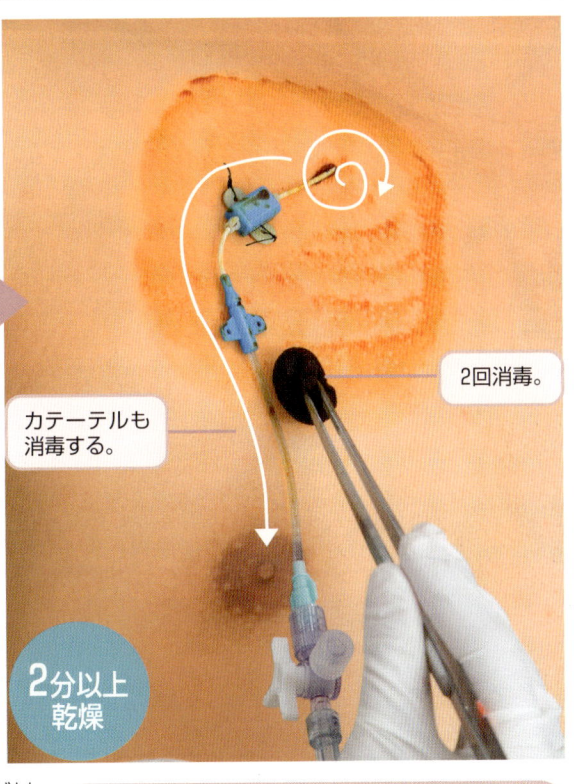

刺入部周辺には触れない。

カテーテルも消毒する。

2回消毒。

2分以上乾燥

① 手指衛生を行い、必要物品を準備する。ドレッシング材にあらかじめ交換した日付を記入しておく。患者に処置の説明を行う。

② 手指衛生後、手袋を着用する。片方の手で皮膚を伸展させながら、ドレッシング材をゆっくりとはがす。

③ ポビドンヨードに浸した綿球で、刺入部から外側に向かい円を描くように2回消毒する。2分以上乾くのを待つ。

POINT
刺入部の観察ポイント
- 発赤・腫脹・疼痛など、感染徴候はないか？
- カテーテルの長さに変化はないか？
- 固定糸が緩んだり、外れていないか？
- カテーテルに損傷はないか？
- ドレッシング材による皮膚の損傷はないか？

CHAPTER 10 中心静脈注射の準備・介助・管理

CHAPTER 10

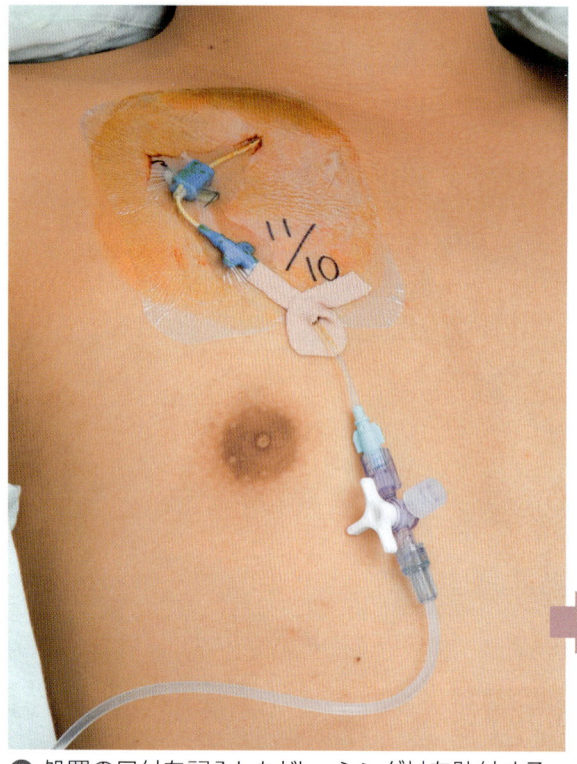

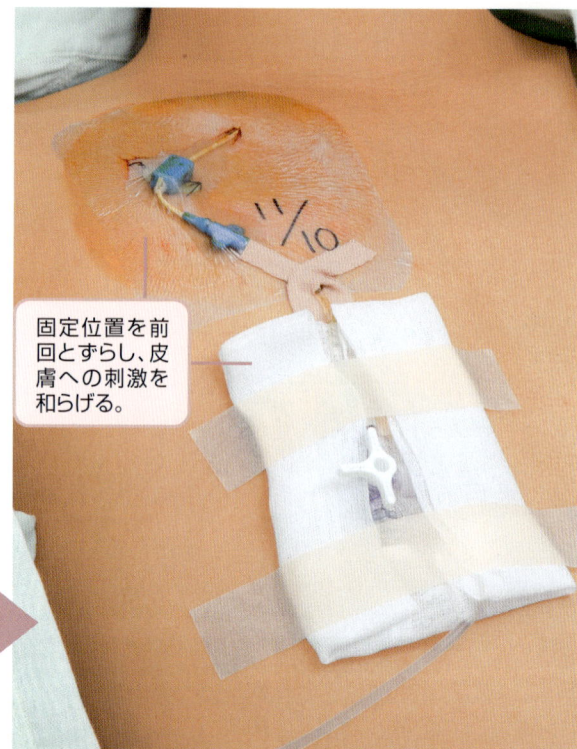

❹ 処置の日付を記入したドレッシング材を貼付する。

❺ 延長チューブ、三方活栓の接続部をガーゼで包み、ループを作って固定する。

> 固定位置を前回とずらし、皮膚への刺激を和らげる。

ドレッシング材・輸液ラインの交換頻度

カテーテル関連血流感染を予防するため、以下の基準でドレッシング材と輸液ラインの交換を行う。

● **フィルムドレッシング材：7日ごとに交換する。**

ただし、ドレッシング材がぬれたり、はがれかけていたり、汚染されている場合は、適宜ドレッシング交換を行う。
発汗が多く、ドレッシング材がはがれてしまう場合は、滅菌ガーゼと絆創膏で固定する。その場合は、2日ごとのドレッシング交換を行う[2)6)]。

● **輸液ライン（三方活栓含む）：72〜96時間ごとに交換する。**

ただし、血液、血液製剤、脂肪乳剤に使用したラインと三方活栓は、24時間以内に交換する[2)6)]。

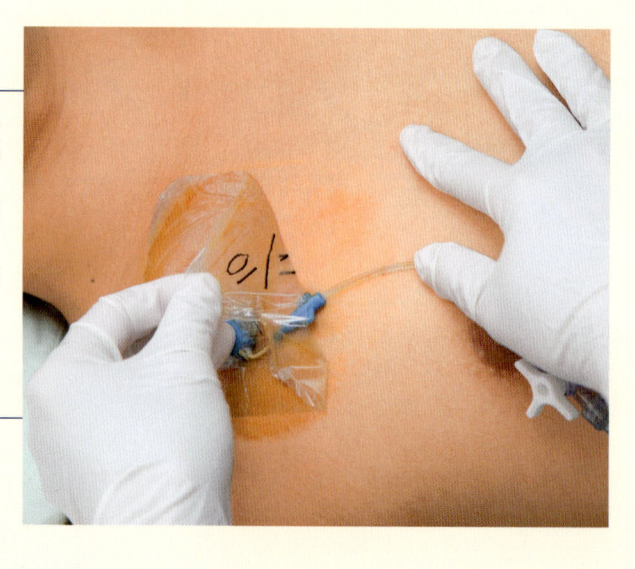

中心静脈注射の準備・介助・管理

中心静脈栄養を投与する際のチェックポイント

中心静脈カテーテルより高カロリー輸液を行う場合は、以下の点に留意する。

1 滴下速度

滴下状態は、2時間ごとに観察する。指示された量が、指示された時間で正しく投与されているか確認する。輸液バッグの残量と残り時間を確認し、調整する。必要時、輸液ポンプを使用する。

POINT
- 滴下速度が遅すぎたり、輸液ラインが屈曲していたりするとカテーテル内で血液が凝固し、血栓を形成する。
- 高カロリー輸液の中断で低血糖が、滴下速度が速すぎると高血糖が起こる。医師の指示により、定期的な血糖・尿糖測定を行う。

2 血液の逆流

輸液ライン内に血液が逆流すると血液が凝固し、血栓を形成する。血液逆流から時間がたっていない場合は、注射器に生理食塩水もしくはヘパリン生食を吸い、輸液ラインを洗い流す。

POINT
- 注射器を押す際に圧力を要したり、抵抗を感じたりする場合は、無理に押さないこと！ 血栓がすでに形成されている可能性がある。血栓が血流に入ることで、肺梗塞や脳梗塞のリスクが高まる。速やかに医師に報告する。

3 カテーテルの観察

刺入部に感染徴候がないか、カテーテルが抜けかかっていないか、抜けてしまっていないかを確認する。抜けている場合は、血管外漏出が起こりうる。滴下を止めて、速やかに医師に報告する。

4 ライン接続部の観察

輸液ラインの接続部が緩んでいると、感染源になったり、血液が逆流して出血を起こす場合がある。

5 刺入部周辺の腫脹の有無

血栓形成により、皮膚の発赤・腫脹が出現する。血管外漏出の場合も、同様に発赤・腫脹が出現する。
高張液を投与している場合は、浸透圧の関係から細胞外液が減少し、血圧低下・頻脈・呼吸困難などの症状が出現し、重篤化することがある。

6 バイタルサインや症状の観察

悪寒を伴う38℃以上の発熱は、カテーテル関連血流感染（カテーテル熱）を疑い、速やかに医師に報告する。
通常、カテーテル抜去により、48時間以内に解熱する。
また、カテーテル先端を細菌培養検査に提出し、原因菌を特定することで、適切な抗菌薬を使用できる。

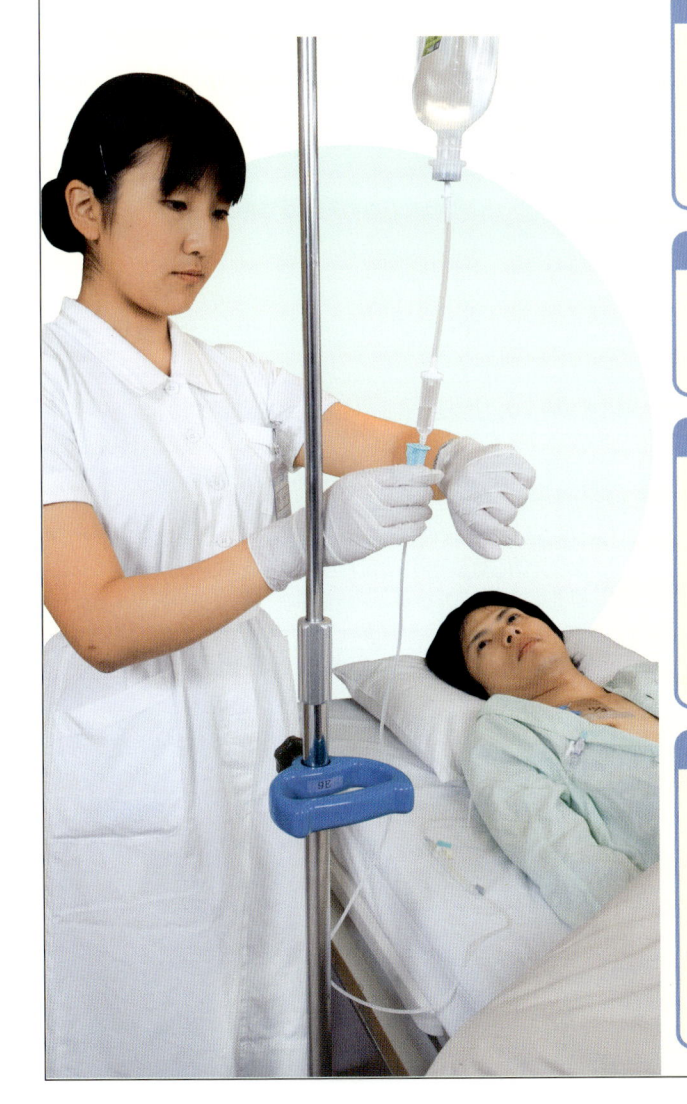

CHAPTER 11
輸液ポンプ・シリンジポンプの準備と管理

輸液ポンプ・シリンジポンプは、一定の速度で薬液を持続的に体内に注入するために用いる。
輸液ポンプは10mL/h以上の速度での注入、
シリンジポンプは、10mL/h以下のさらに微量な速度の注入に用いる。

目的・適応

1. 一定の速度で薬液を持続的に体内に注入する。
2. 適応：
   - 水分出納管理を確実に実施したい場合
   - 微量で薬効の強い薬剤を投与速度・濃度を維持しながら投与する場合
   - 高カロリー輸液などの高張液を投与速度・濃度を維持しながら投与する場合

   禁忌：
   - 原則として化学療法薬の投与には輸液ポンプ・シリンジポンプは使用しない。
     （ポンプは血管外漏出時にも注入し続けてしまうため）

到達目標

1. 輸液ポンプ・シリンジポンプ使用の目的・適応を述べることができる。
2. 輸液ポンプ・シリンジポンプの各々の機器の選択基準がわかる。
3. 輸液ポンプ・シリンジポンプを安全に正しく使用することができる。
4. アラームが鳴ったときの対処ができる。

実施の手順

手指衛生を行い、必要物品を準備する。手袋を着用し、薬液を準備する。注射処方箋を再確認し、患者確認を行う。

輸液ポンプ

- 点滴スタンドに輸液ポンプを固定する。専用輸液セットに薬液を満たし、クレンメを閉じる。
- 電源を入れ、輸液ポンプに輸液セットをはめ込む。
- 流量を設定し、スタートボタンを押す。クレンメを全開にし、滴下状態を確認する。
- ストップボタンを押して一時停止し、患者の輸液ラインと接続する。スタートボタンを押し、輸液を開始する。
- 輸液が終了したら、ストップボタンを押し、クレンメを閉める。輸液セットを外し、電源を切る。
- 記録、後片付け、観察を行う。

シリンジポンプ

- シリンジポンプを点滴スタンドに固定する。シリンジに薬液を吸い、延長チューブを接続し、空気を除去しながら薬液を満たす。
- 電源を入れ、シリンジをセットする。
- 流量を設定する。早送りボタンを押して、穿刺針先端まで薬液を満たし、空気を抜く。
- 患者の輸液ラインと接続する。開始ボタンを押して注入を始める。
- 輸液が終了したら、停止ボタンを押す。三方活栓を閉じて、シリンジを外し、電源を切る。
- 記録、後片付け、観察を行う。

輸液ポンプ・シリンジポンプの準備と管理

GENERAL INFORMATION

輸液ポンプの仕組み

輸液ポンプはチューブガイドにしっかりチューブをはさむことにより、フィンガー部がチューブをしごいて液を送る（フィンガー式）。輸液量は、ポンプ内部のモーター回転数によって調節される（流量調節型）。

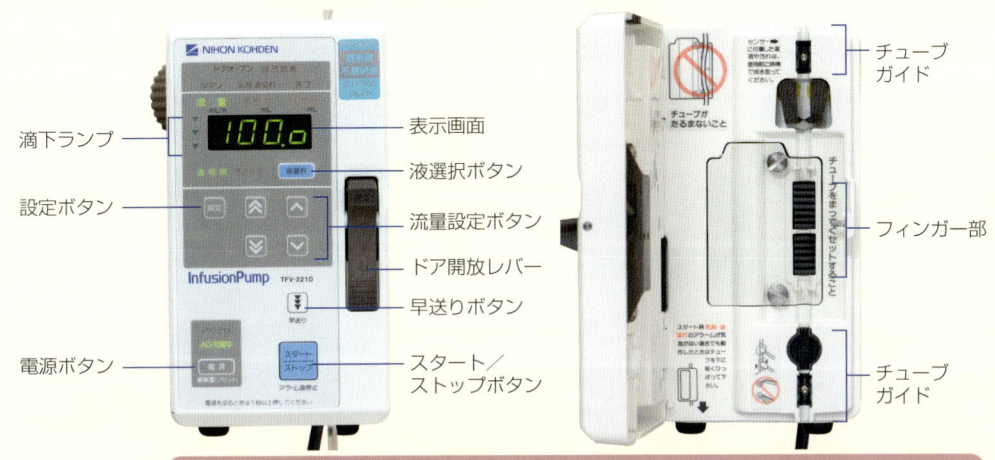

- 滴下ランプ
- 表示画面
- 液選択ボタン
- 設定ボタン
- 流量設定ボタン
- ドア開放レバー
- 早送りボタン
- 電源ボタン
- スタート／ストップボタン
- チューブガイド
- フィンガー部
- チューブガイド

フリーフロー現象
輸液ポンプから輸液セットを外す際、クレンメを閉めずに外すと薬液が一気に注入されてしまう。これをフリーフロー現象という。

シリンジポンプの仕組み

シリンジポンプは、シリンジの外筒をシリンジホルダーで固定し、スライダーで内筒（押し子）を一定の速度で押すことにより、流量を調節する。

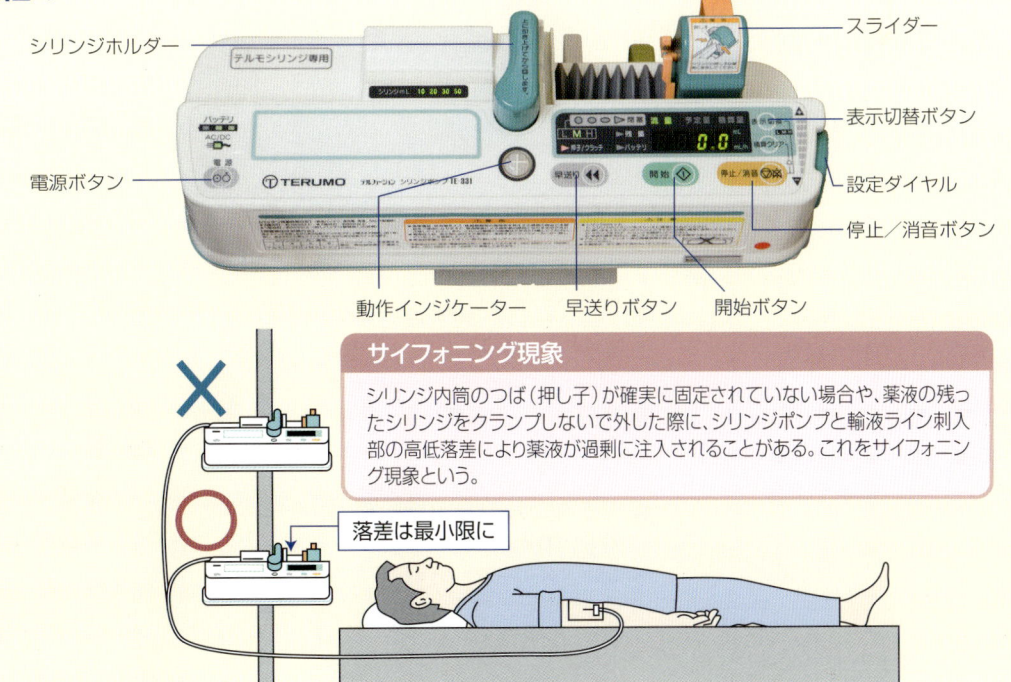

- シリンジホルダー
- 電源ボタン
- 動作インジケーター
- 早送りボタン
- 開始ボタン
- スライダー
- 表示切替ボタン
- 設定ダイヤル
- 停止／消音ボタン

サイフォニング現象
シリンジ内筒のつば（押し子）が確実に固定されていない場合や、薬液の残ったシリンジをクランプしないで外した際に、シリンジポンプと輸液ライン刺入部の高低落差により薬液が過剰に注入されることがある。これをサイフォニング現象という。

落差は最小限に

CHAPTER 11

CHAPTER 11

輸液ポンプ

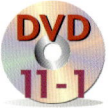

DVD 11-1 PROCESS 1　輸液ポンプの開始

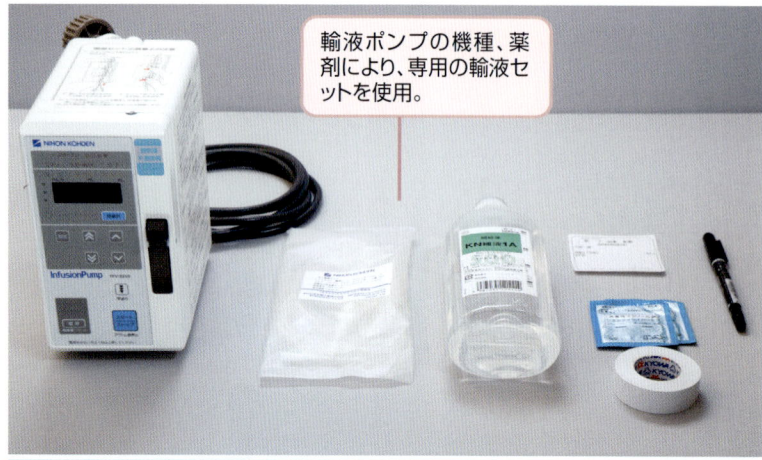

輸液ポンプの機種、薬剤により、専用の輸液セットを使用。

輸液ポンプ用輸液セット

- ニトログリセリン用輸液セット
- 輸液ポンプ用輸液セット
- 輸液ポンプ用定量筒付き輸液セット（時間輸液量が微量の場合に使用）

必要物品

1. 注射処方箋または 電子カルテの処方確認画面
2. 薬剤
3. 輸液ポンプ
4. 点滴スタンド
5. 輸液ポンプ専用輸液セット（機種、投与する薬剤により異なる）
6. 延長チューブ（必要時）
7. 三方活栓
8. アルコール綿
9. 油性フェルトペン

＊ 投与する薬剤に応じて、ニトログリセリン用輸液セット・延長チューブを使用（例：ミリスロール、ニトロール、セルシン、インスリン、タキソール、脂肪乳剤など）

＊ 以下、注射処方箋または電子カルテの処方確認画面は、「注射処方箋（画面）」と記す。

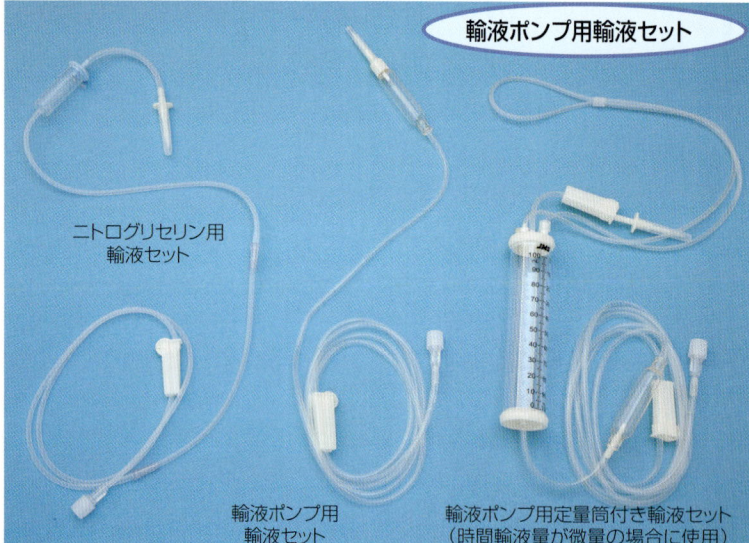

患者の身長、チューブの長さを考慮して固定。

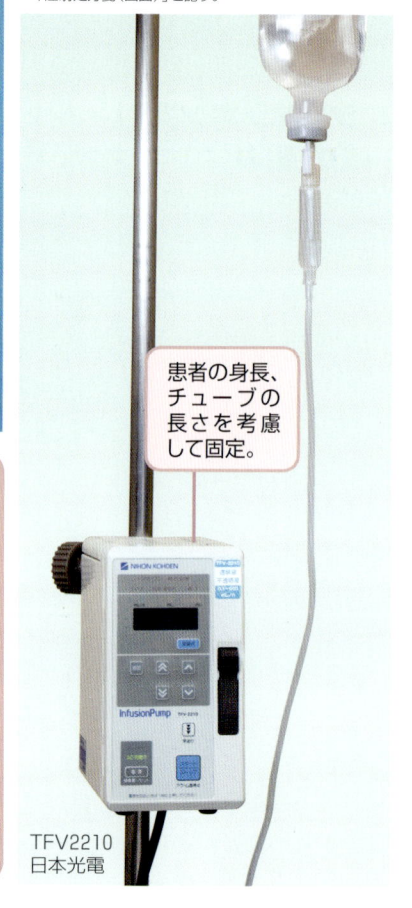

TFV2210 日本光電

① 手指衛生を行い、必要物品を準備する。指示を確認し、手袋を着用して薬液準備を行う。

② 患者の氏名を呼び、ネームバンドを確認する。注射処方箋（画面）を再確認し、患者に説明を行う。

③ 点滴スタンドに、輸液ポンプを固定する。

④ 輸液ポンプ用輸液セットに薬液を満たし、クレンメを閉じる。

POINT

- 輸液セットは、機種、投与する薬剤により専用のものを選択する。
- 輸液ポンプの重量は3～4kg。高すぎる位置にあると重心が上がり、転倒しやすい。
- 滴下筒には、1/3～1/2程度、薬液を入れる。
- クレンメは輸液ポンプの下になるようにセットする。上にあると、クレンメを開け忘れた際、閉塞アラームが鳴らないことがある。

輸液ポンプ・シリンジポンプの準備と管理

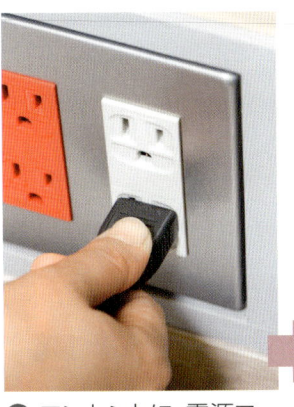

❺ コンセントに、電源コードを差し込む。

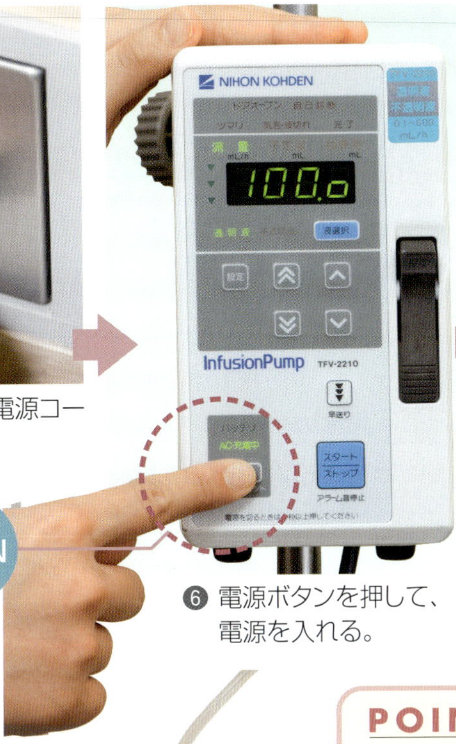

電源ON

❻ 電源ボタンを押して、電源を入れる。

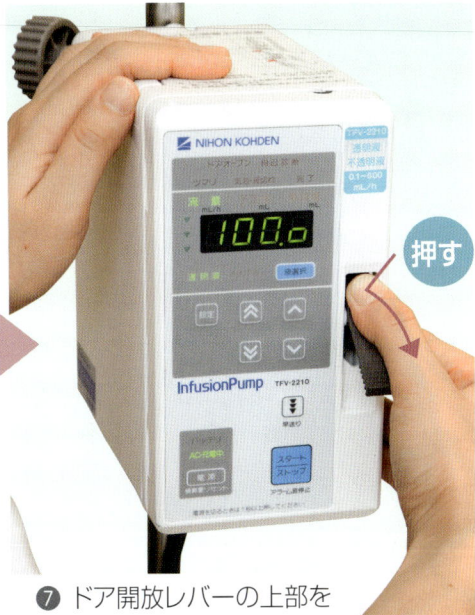

押す

❼ ドア開放レバーの上部を押して、ドアを開ける。

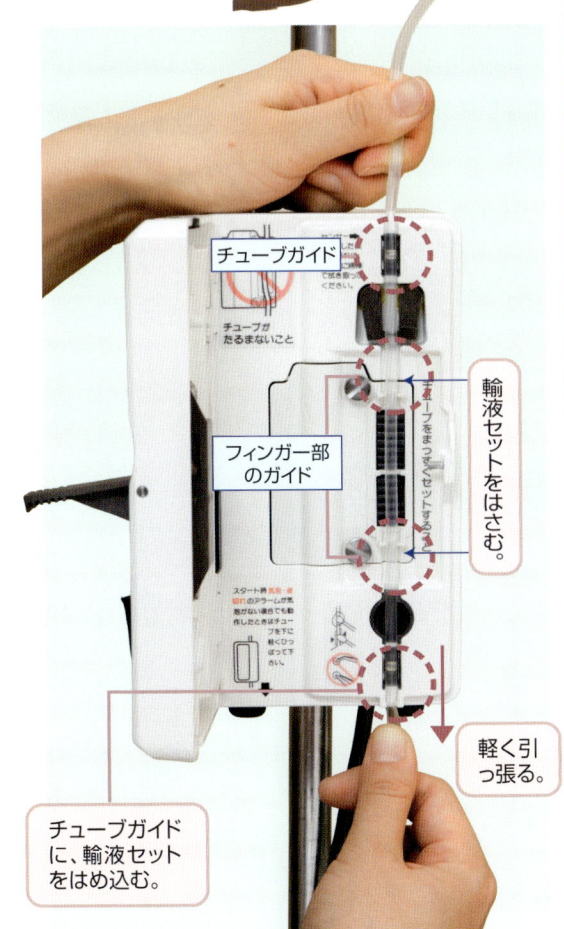

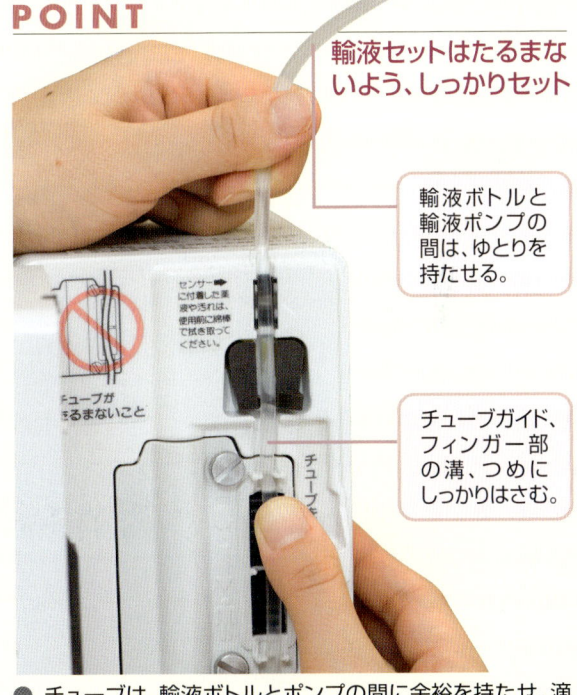

チューブガイド

フィンガー部のガイド

輸液セットをはさむ。

軽く引っ張る。

チューブガイドに、輸液セットをはめ込む。

POINT

輸液セットはたるまないよう、しっかりセット

輸液ボトルと輸液ポンプの間は、ゆとりを持たせる。

チューブガイド、フィンガー部の溝、つめにしっかりはさむ。

- チューブは、輸液ボトルとポンプの間に余裕を持たせ、滴下筒を垂直に保つ。
- ポンプ内部は、輸液セットのチューブがたるまないようセットする。しっかりセットされていないと、フリーフロー現象（p79参照）が起きる危険がある。

❽ 上部のチューブガイド（溝）に沿って輸液セットをはめ込み、軽く引っ張った状態で、下部のチューブガイドにもはめ込む。フィンガー部の2箇所のガイドにも、輸液セットをはめる。

CHAPTER 11

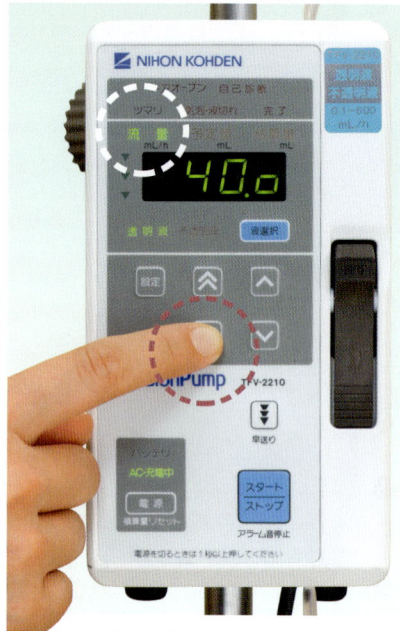

❾ ドア開放レバーを押し込んで、確実にドアを閉める。表示画面が「流量」になっていることを確認し、指示された流量（mL/h）を設定する。

POINT
表示画面の切り替えに注意！

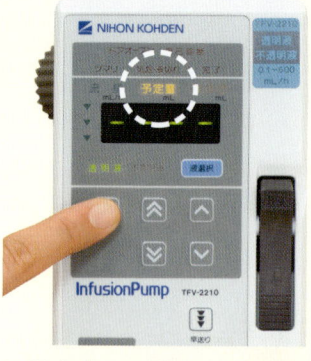

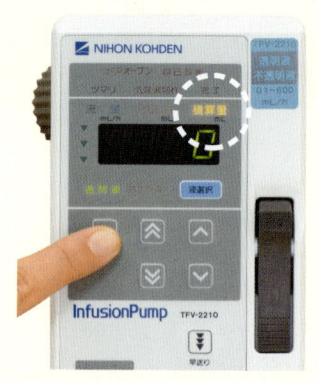

- 設定ボタンを押すと、表示画面は「流量」「予定量」「積算量」に切り替わる。「流量設定」の場合は、必ず表示画面が「流量」であることを確認する。
- 誤って「予定量」表示画面で入力すると、例えば「流量40mL」としたつもりが、「予定量40mL」の設定になり、40mL投与された時点で輸液が終了する。
- 輸液中に流量を変更する場合は、ストップボタンで注入を一時停止し、設定を変更する。
- 脂肪乳剤のような不透明液の場合は、「液選択」ボタンを押し、「不透明液」を選択する。

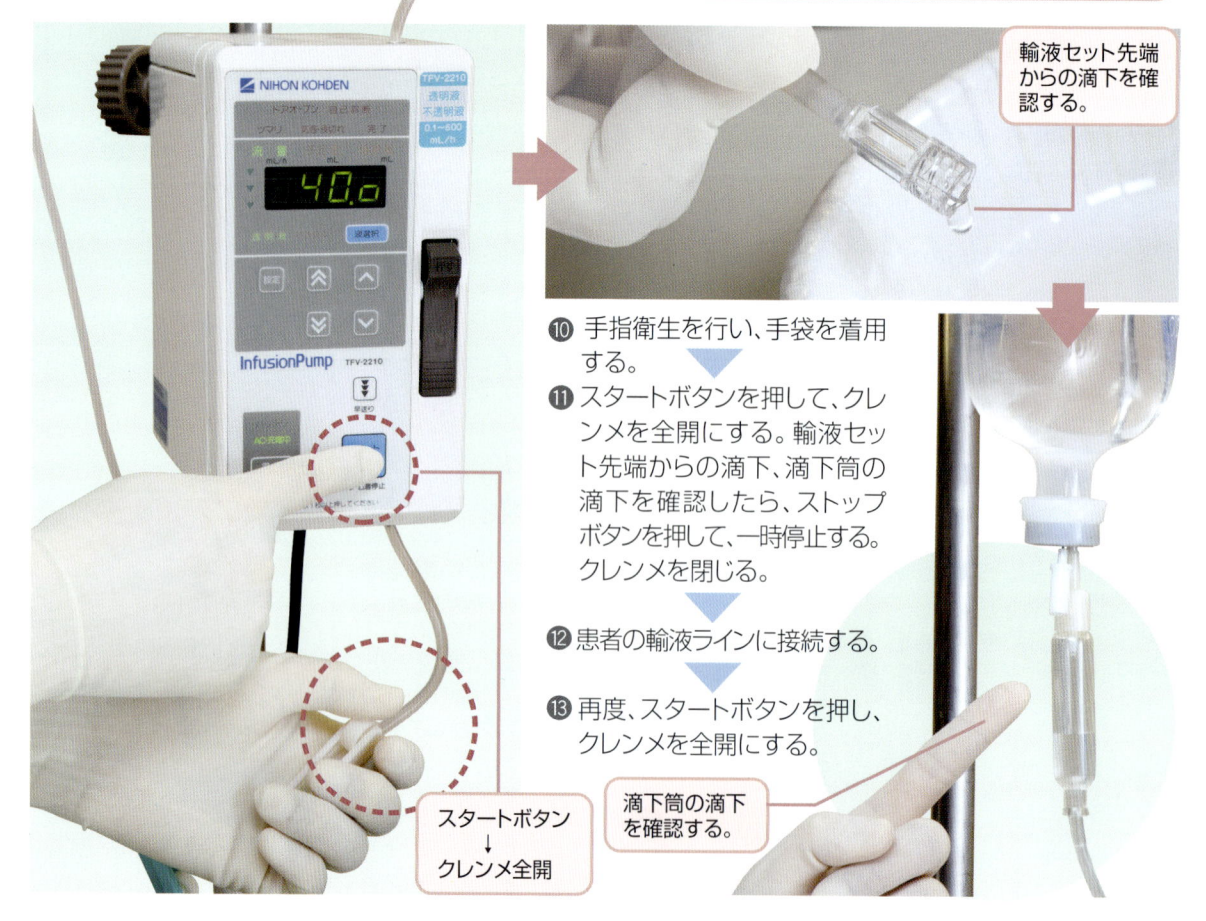

❿ 手指衛生を行い、手袋を着用する。

⓫ スタートボタンを押して、クレンメを全開にする。輸液セット先端からの滴下、滴下筒の滴下を確認したら、ストップボタンを押して、一時停止する。クレンメを閉じる。

⓬ 患者の輸液ラインに接続する。

⓭ 再度、スタートボタンを押し、クレンメを全開にする。

スタートボタン
↓
クレンメ全開

輸液セット先端からの滴下を確認する。

滴下筒の滴下を確認する。

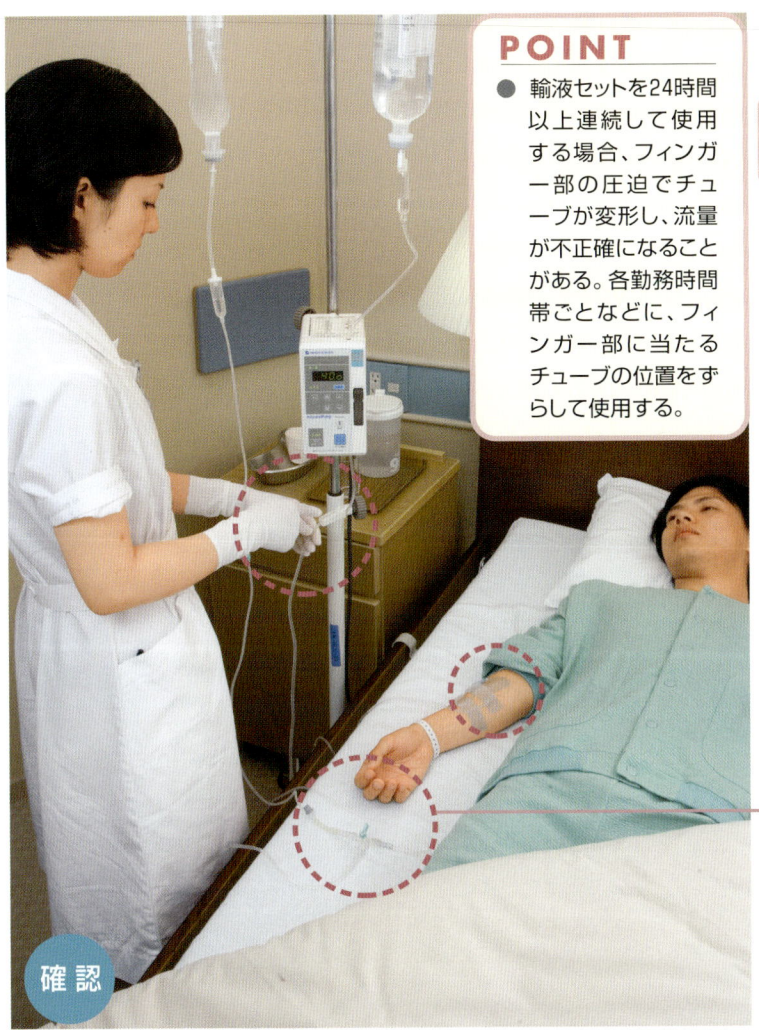

輸液ポンプ・シリンジポンプの準備と管理

POINT
- 輸液セットを24時間以上連続して使用する場合、フィンガー部の圧迫でチューブが変形し、流量が不正確になることがある。各勤務時間帯ごとなどに、フィンガー部に当たるチューブの位置をずらして使用する。

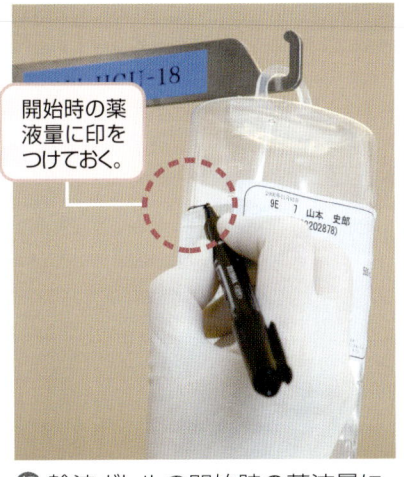

開始時の薬液量に印をつけておく。

⑮ 輸液ボトルの開始時の薬液量に、油性フェルトペンで印をつけておく。

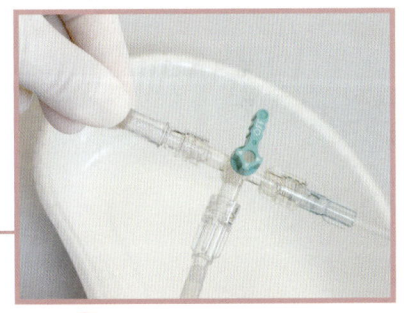

注意!
血管からの薬液漏れが起きても、輸液ポンプは注入し続ける。刺入部の発赤・腫脹・疼痛に注意!

⑭ 刺入部に異常はないか、三方活栓の開け忘れはないか、クレンメは開いているかを確認する。

POINT
同時に複数の薬液を輸液する場合は、輸液ラインの取り違えに注意!

- 複数の薬液を輸液したり、複数の輸液ポンプを使用する場合は、輸液ラインを取り違えないよう対策が必要である。
- 薬剤名を記入したテープをポンプに貼付したり、ラインに旗のようにつけておくとよい。
- γ計算による投与が必要な薬剤には、患者の体重と「○γ=○mL/h」という表示を記入しておく。

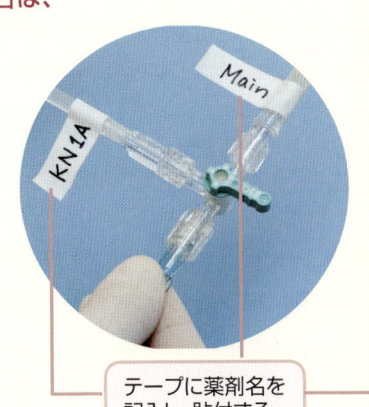

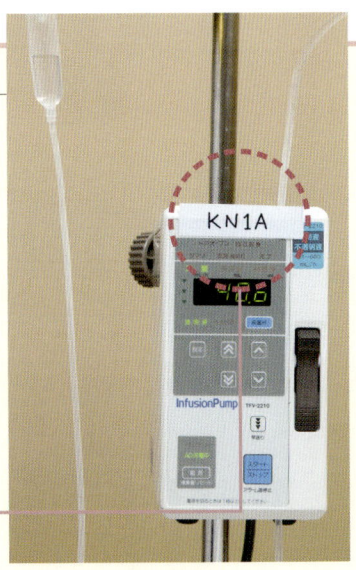

テープに薬剤名を記入し、貼付する。

CHAPTER 11

DVD 11-2 | 2 PROCESS | 輸液ポンプの終了

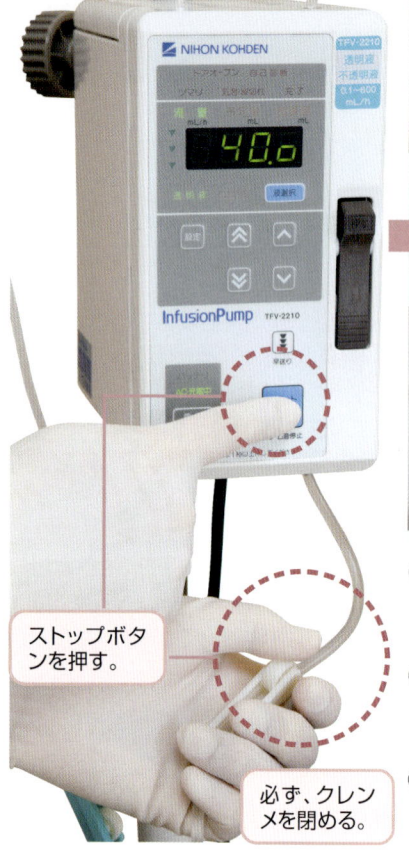

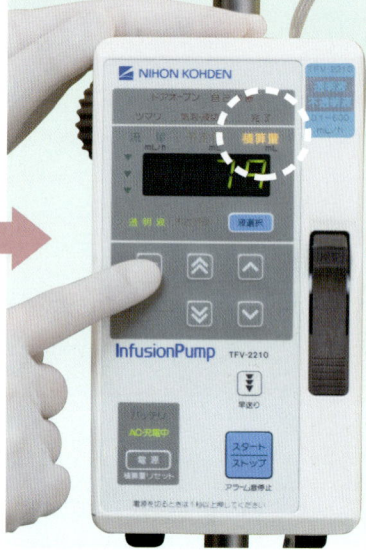

ストップボタンを押す。

必ず、クレンメを閉める。

残液量に印をつける。

① ストップボタンを押し、クレンメを閉じる。

② 設定ボタンを押して積算量を表示し、投与量を確認する。

③ 終了時の薬液量に印をつけ、確実に薬液が減っていることを確認する。

④ ドアを開けて輸液セットを外す。電源ボタンを押して、電源を切る。電源コードをコンセントから抜く。

⑤ 後片付けを行い、手指衛生・観察・記録を行う。

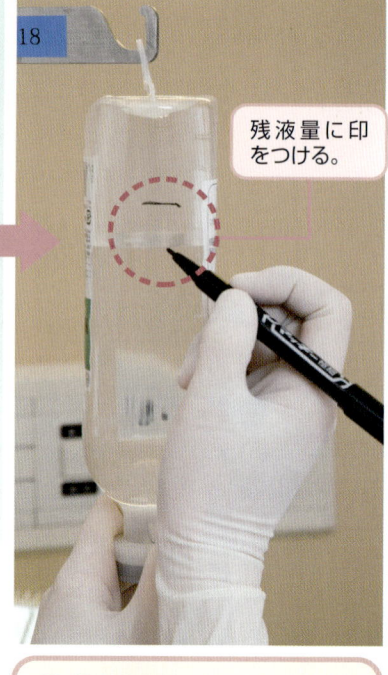

POINT
- 積算量と薬液の減った量が合わないときは、チューブがきちんとセットされず、ポンプが空回りしていた可能性がある。

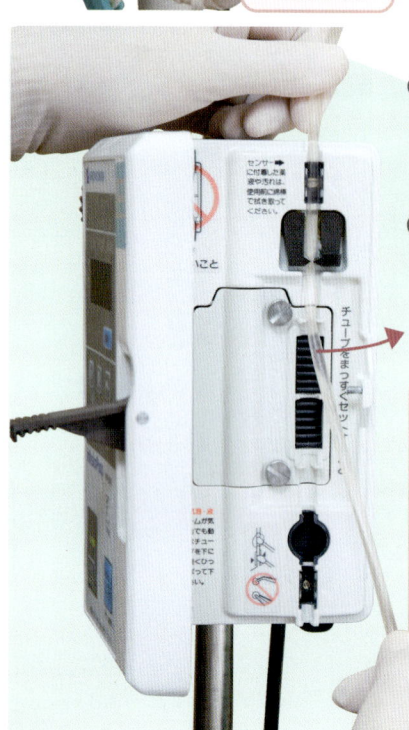

POINT
フリーフロー現象に注意！
- 輸液ポンプのドアを開ける前に、必ず、クレンメを閉めたことを確認する。
- クレンメを開けたまま輸液ラインを外すと、薬液が一気に注入される「フリーフロー現象」(p79参照)が起こる。

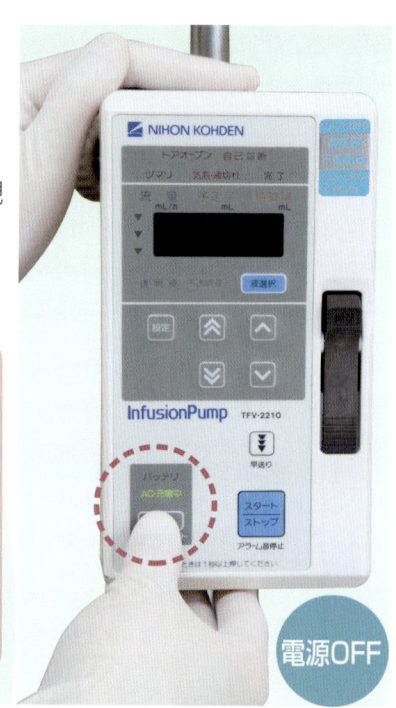

電源OFF

84

輸液ポンプ・シリンジポンプの準備と管理

アラームの種類と対処方法

アラーム	原因	対処方法
気泡・液切れ	●気泡検出部で輸液ライン内の気泡を検知した。	●輸液ライン内の気泡の有無を確認し、取り除く。チューブを軽くはじきながら、滴下筒に向かって気泡を上げる。
	●輸液が終了し、輸液ライン内に薬液がなくなった。	●液切れのときは新しい薬液（指示されたもの）を用意し、輸液ライン内を満たす。
詰まり（閉塞）	●輸液ポンプから刺入部までの輸液ラインに、閉塞がある。 ●刺入部血管からの薬液の漏れ、詰まりがある。	●輸液ポンプから刺入部まで、輸液ラインをたどりながら点検する。 ① クレンメ、三方活栓が閉じていないかを確認する。 ②輸液ライン内が逆流した血液や薬剤の結晶などで、詰まっていないか確認する。 ③点滴が漏れていないか、刺入部周囲の発赤・腫脹・疼痛の有無を確認する。 ④輸液ラインの屈曲、刺入部付近の血管を圧迫する状況はないか確認する。（前腕に針が留置されているときに肘を強く屈曲させていないか、など）。 **注意！** 輸液ラインの内圧が高まっているため、急に詰まりを開放すると、一気に薬液が注入されてしまうので注意する。
OFF（操作忘れ）	●スタートボタンが押し忘れたままになっている。	●スタートボタンを押して注入を開始する。
	●ストップしたが、電源を切っていない。	●終了するときは電源を切る。
ドアオープン	●ドアが確実に閉まっていない。	●ドアをきちんと閉め直す。 ●ドアに破損がないか確認する。
バッテリー	●コンセントに接続されないまま使用している状況で、バッテリーの残量が少ない。	●コンセントに接続する。 ●充電ランプがついているか確認し、正常に作動していることを確認する。
自己診断	●モーターが正常に回らない。	●フィンガー部のメンテナンスが必要なので、使用を中止し、点検に出す。
完了	●予定量で設定した積算量に達した。	●投与量を確認して、注入を終了する。

CHAPTER 11

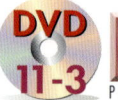

シリンジポンプ

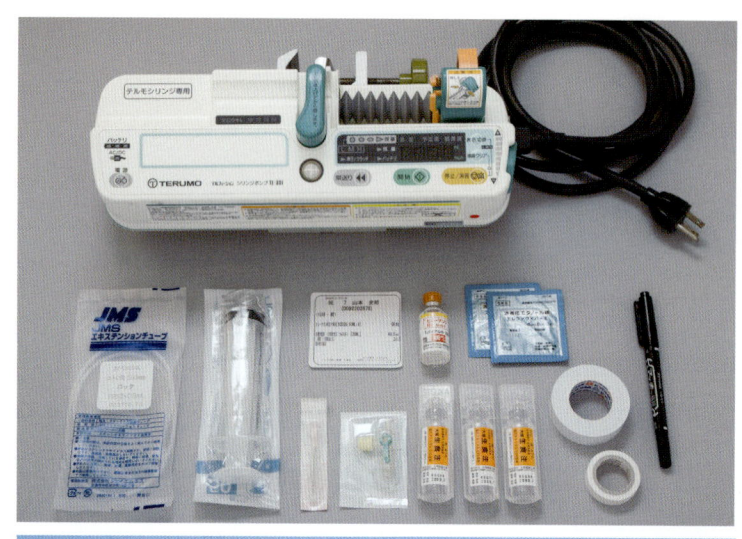

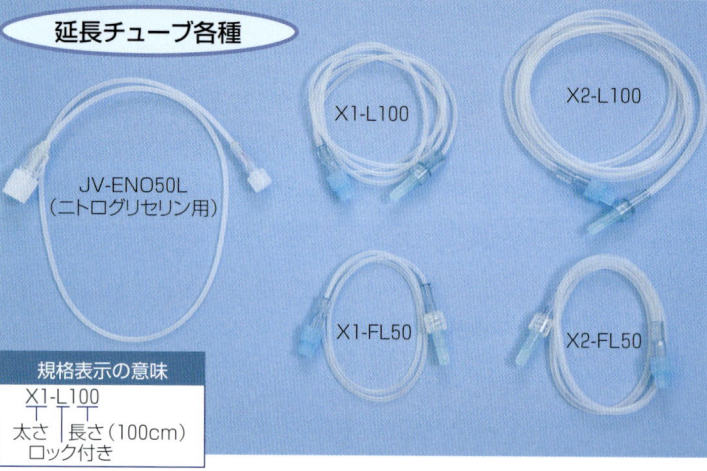

1 シリンジポンプの開始
DVD 11-3 / PROCESS

必要物品
1. 注射処方箋 または電子カルテの処方確認画面
2. 薬剤
3. シリンジポンプ
4. 点滴スタンド
5. ロック付きシリンジ（ポンプに対応するもの）
6. 延長チューブ
7. 三方活栓
8. アルコール綿
9. 油性フェルトペン

❶ 手指衛生を行い、必要物品を準備する。指示確認、薬液準備を行う。ネームバンドで患者確認を行い、注射処方箋（画面）を再確認し、患者に説明を行う。

❷ シリンジポンプを点滴スタンドに固定する。電源コードをコンセントに差し込む。

❸ ロック付きシリンジに薬液を吸い、延長チューブを接続する。チューブ内の空気を抜きながら、薬液を満たす。

延長チューブ各種
- JV-ENO50L（ニトログリセリン用）
- X1-L100
- X2-L100
- X1-FL50
- X2-FL50

規格表示の意味
X1-L100
太さ｜長さ(100cm)
ロック付き

POINT
三方活栓とロック付きシリンジを活用
- シリンジ交換の頻度が高い場合は、シリンジと延長チューブの間に三方活栓をつける。シリンジ交換時の空気流入を防ぐことができる。
- シリンジと延長チューブの接続が外れないよう、ロック付きシリンジを用いる。

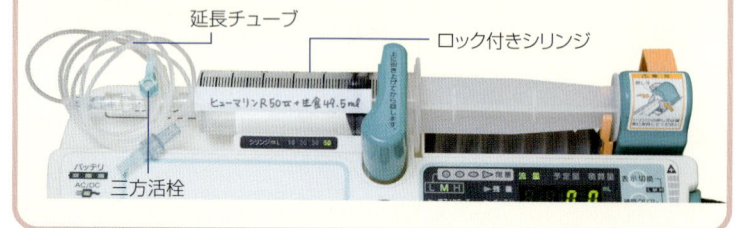

延長チューブ　ロック付きシリンジ　三方活栓

TE331Sテルモ

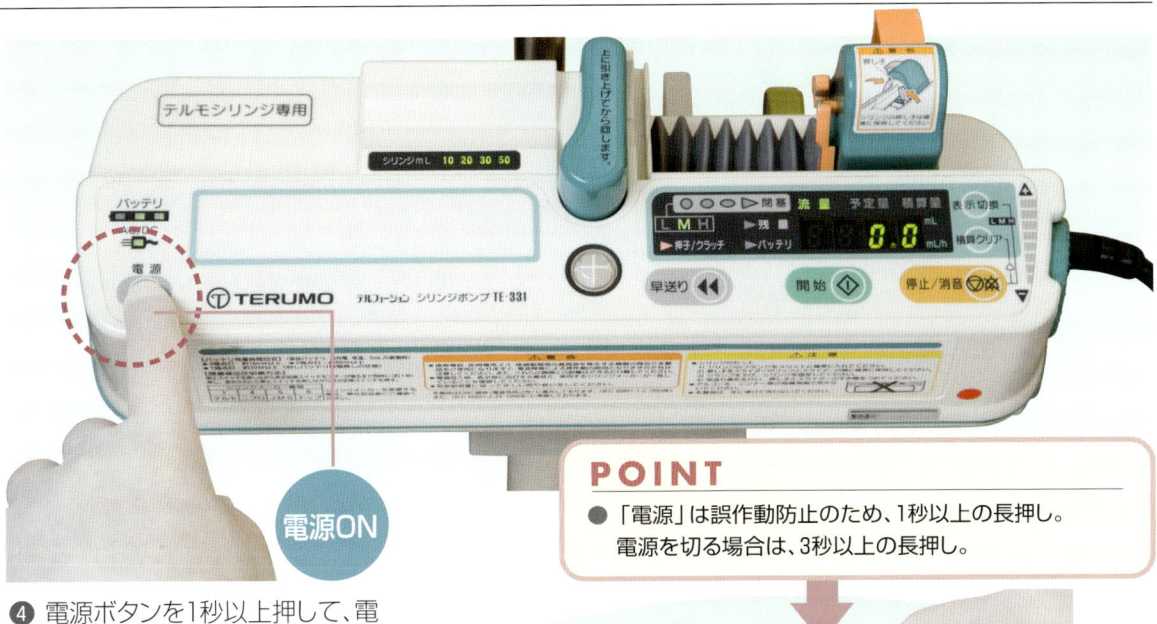

輸液ポンプ・シリンジポンプの準備と管理

電源ON

❹ 電源ボタンを1秒以上押して、電源を入れる。

❺ シリンジホルダーを引き上げて回し、スライダーのボタンを押しながらシリンジの長さまで伸ばす。

❻ シリンジの外筒のつばをスリット（固定溝）に、内筒のつば（押し子）をスライダーフックに固定し、セットする。

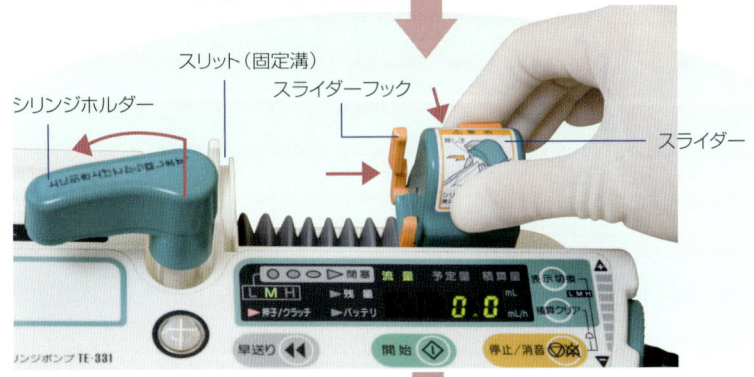

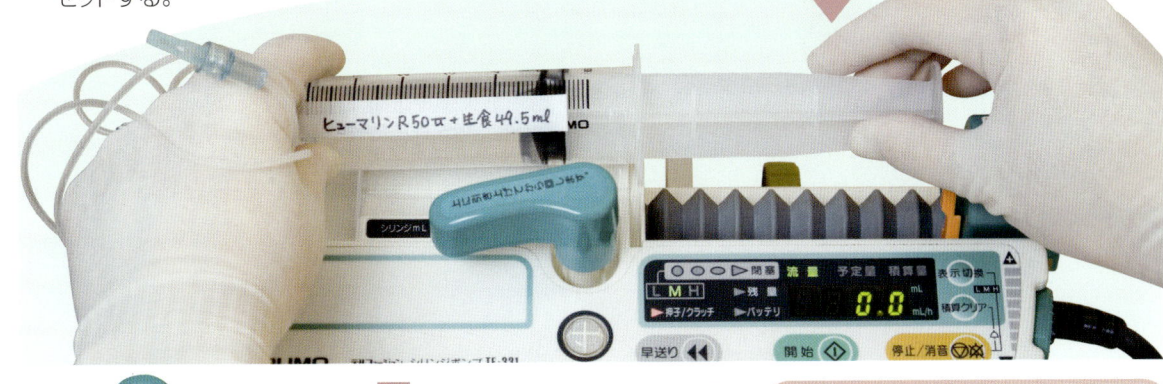

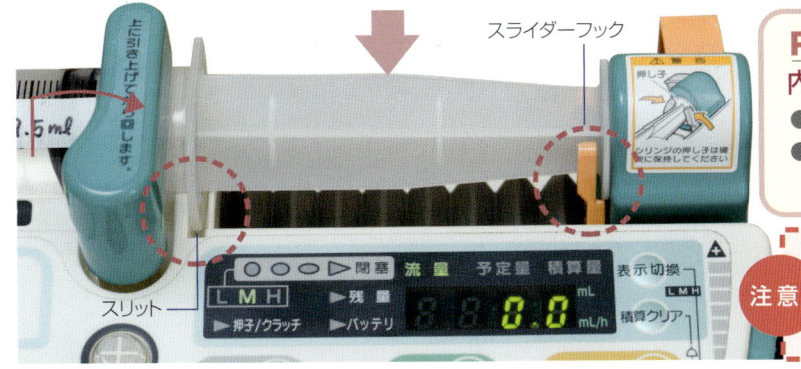

POINT
- 「電源」は誤作動防止のため、1秒以上の長押し。電源を切る場合は、3秒以上の長押し。

POINT 内筒（押し子）の固定は確実に！
- スライダーとの間に隙間がないこと。
- スライダーフックできちんと固定されていること。

注意！ 内筒（押し子）がきちんと固定されていないと、サイフォニング現象により、薬液が過量投与される危険がある。

CHAPTER 11

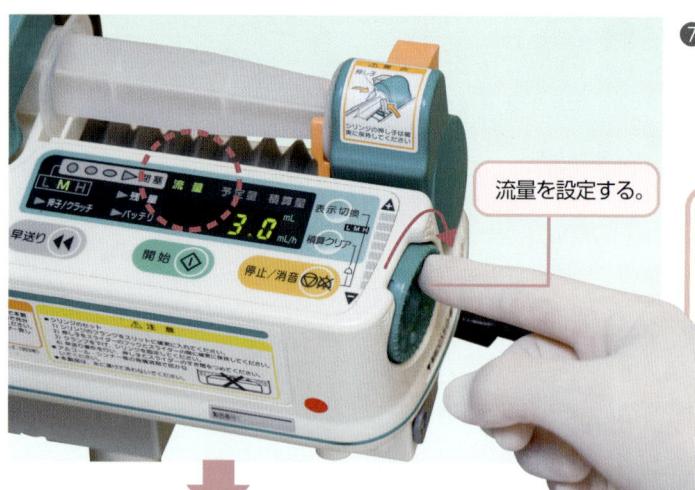

❼ 表示画面が「流量」になっていることを確認する。設定ダイヤルを回し、指示された流量を設定する。

流量を設定する。

POINT
- 「表示切替」ボタンを押すと、表示画面は「流量」「積算量」に切り替わる。必ず、表示画面を確認してから、入力する。
- 小数点や桁数の入力ミスに注意。
- 注入中に流量を変更する場合は、停止ボタンを押してから、設定を変更する。

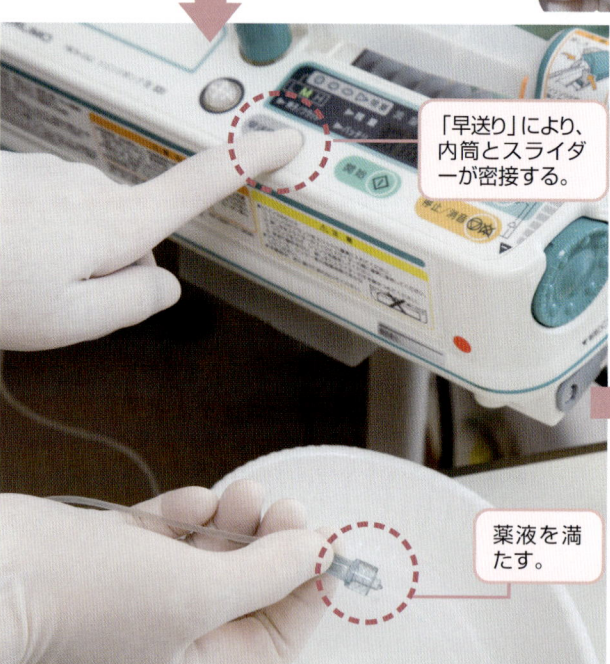

「早送り」により、内筒とスライダーが密接する。

❽ 「早送り」ボタンを押し続け、延長チューブ、または穿刺針の先端まで薬液を満たし、空気を抜く。

❾ 患者の輸液ラインに、シリンジポンプの輸液ラインを接続する。

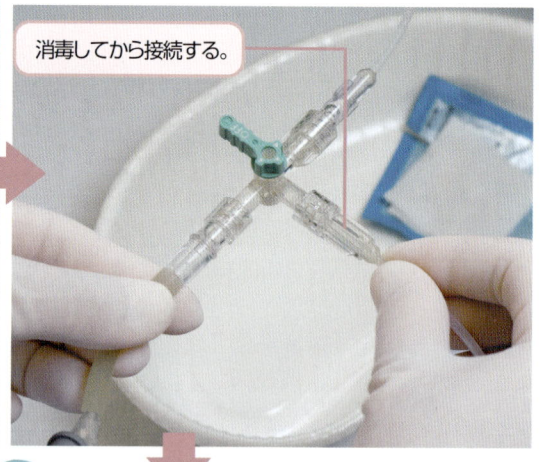

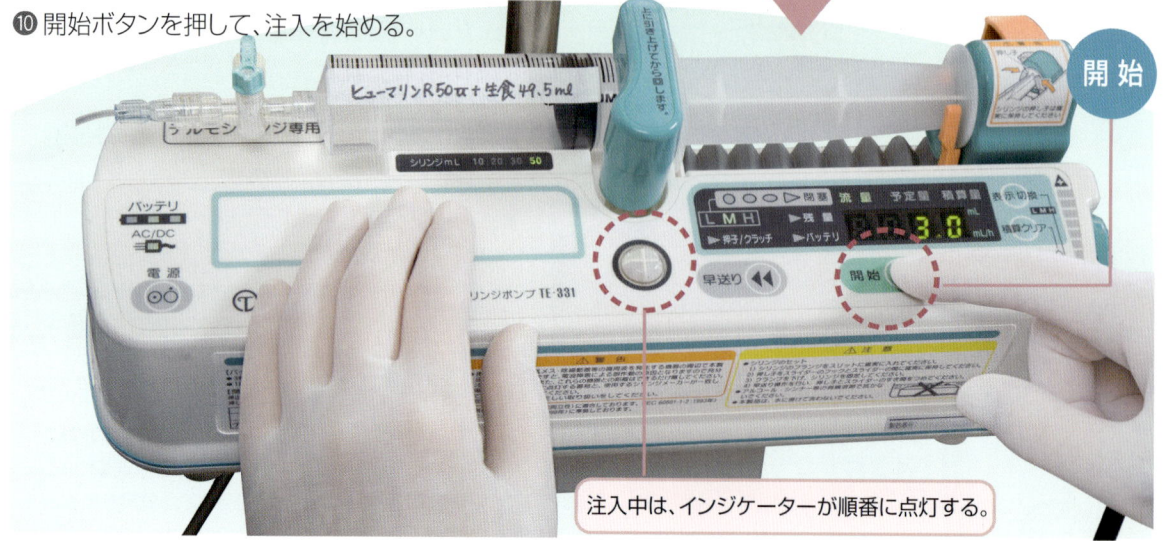

消毒してから接続する。

薬液を満たす。

❿ 開始ボタンを押して、注入を始める。

開始

注入中は、インジケーターが順番に点灯する。

輸液ポンプ・シリンジポンプの準備と管理

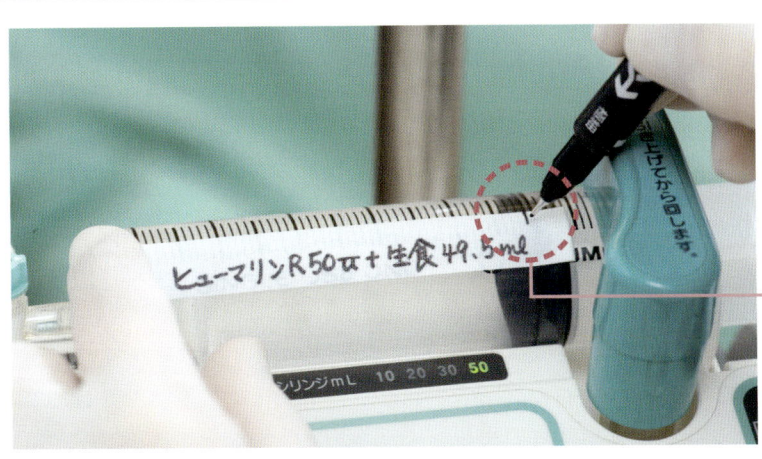

⓫ 開始時の薬液量に、印をつける。

⓬ 三方活栓の開け忘れがないか、注入を表示するインジケーターは点灯しているか、再度、確認する。

薬液量に印をつける。

三方活栓の開け忘れがないことを確認する。

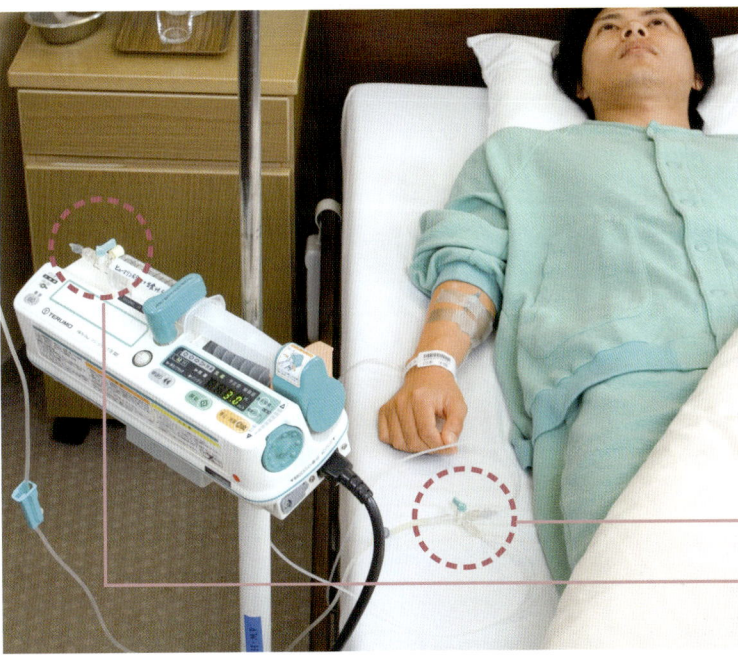

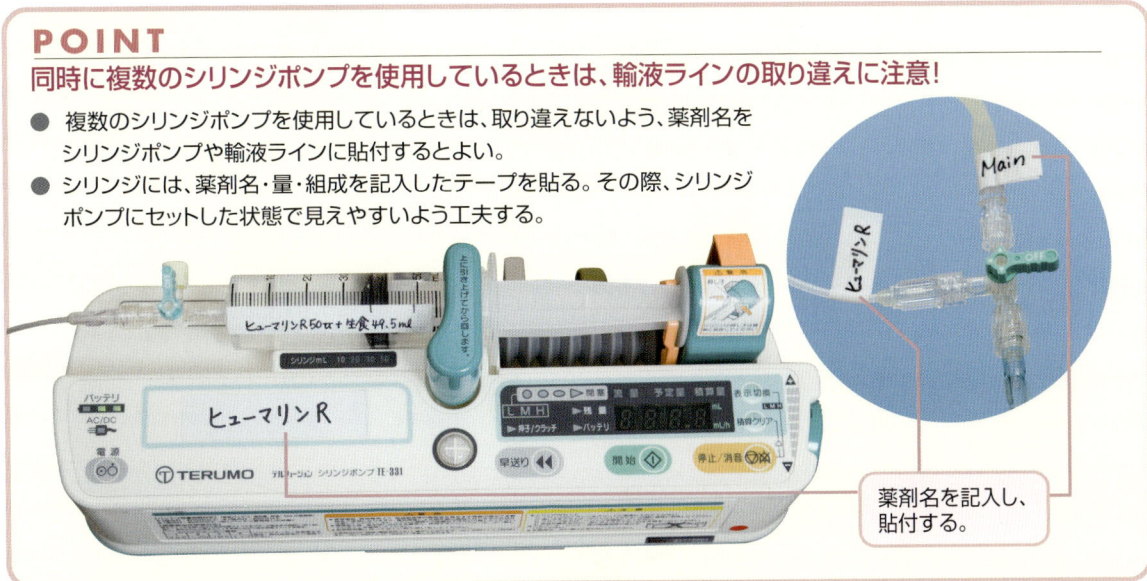

POINT

- 開始時の薬液量に印をつけておくと、終了時の残量で注入量がわかる。「積算量」に加え、実際の薬液注入量を確認することは、より正確で信頼できる。
- ベッドサイドを離れる前に、患者の状態、刺入部、輸液ライン、シリンジポンプに異常がないことを確認する。特に、三方活栓の開け忘れに注意する。

POINT
同時に複数のシリンジポンプを使用しているときは、輸液ラインの取り違えに注意！

- 複数のシリンジポンプを使用しているときは、取り違えないよう、薬剤名をシリンジポンプや輸液ラインに貼付するとよい。
- シリンジには、薬剤名・量・組成を記入したテープを貼る。その際、シリンジポンプにセットした状態で見えやすいよう工夫する。

薬剤名を記入し、貼付する。

CHAPTER 11

DVD 11-4　2 PROCESS　シリンジポンプの終了

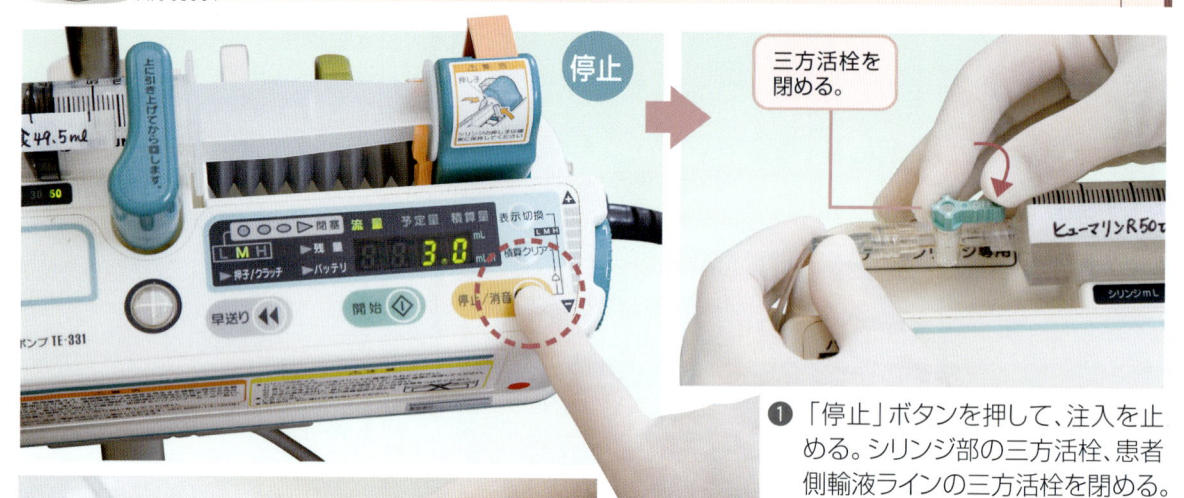

停止

三方活栓を閉める。

❶ 「停止」ボタンを押して、注入を止める。シリンジ部の三方活栓、患者側輸液ラインの三方活栓を閉める。

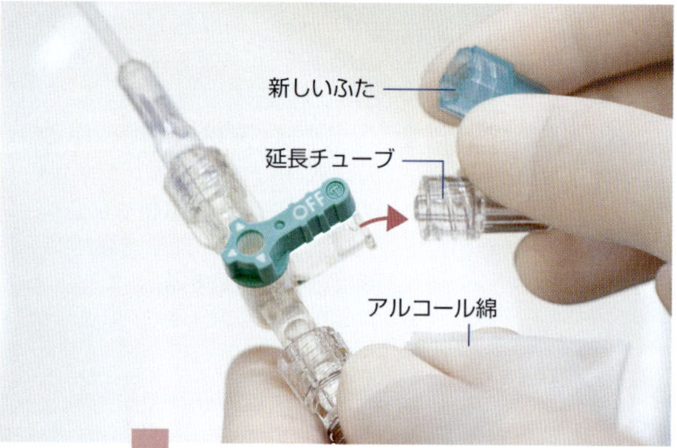

新しいふた
延長チューブ
アルコール綿

❷ 延長チューブを輸液ラインから外し、三方活栓を消毒し、新しいふたをつける。

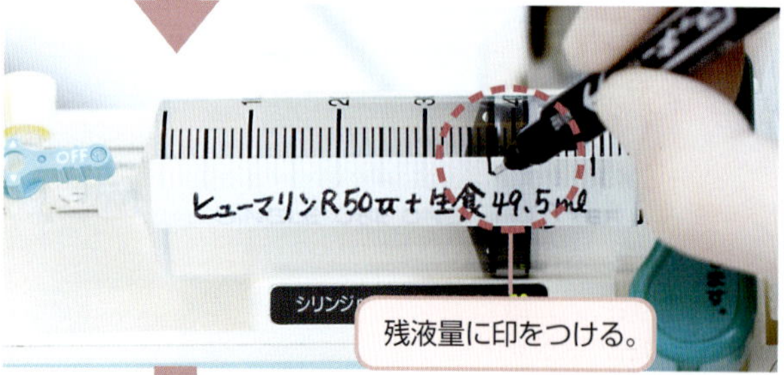

❸ シリンジに残った薬液量を確認して、印をつける。シリンジホルダーを引き上げて回し、シリンジを外す。

❹ 「電源」ボタンを3秒以上押して電源を切り、コードをコンセントから抜く。

❺ 後片付けを行い、手指衛生・記録・観察を行う。

残液量に印をつける。

POINT
サイフォニング現象に注意!

● 三方活栓を開けたままシリンジを外すと、サイフォニング現象により、一気に薬液が投与される危険性がある。必ず、三方活栓を閉めてから、シリンジを外す。

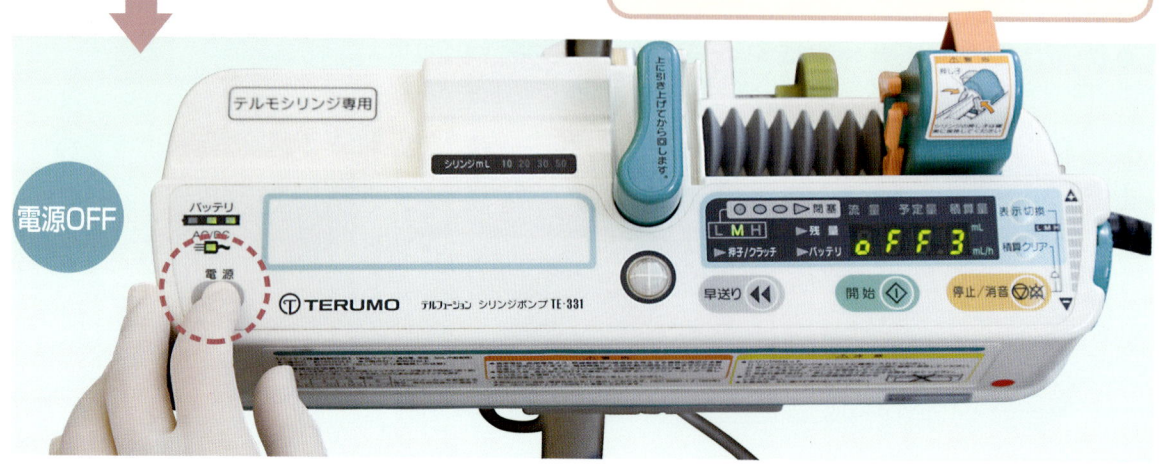

電源OFF

輸液ポンプ・シリンジポンプの準備と管理

アラームの種類と対処方法

アラーム	原　因	対処方法
残量	●シリンジ内の薬液が残り少ない。 **POINT** ●「残量」アラームでは、注入が自動停止することはない。	●薬液の注入を継続する場合、新しく薬液を準備したシリンジに交換する。 **注意！** 交換時に三方活栓を閉め忘れると、サイフォニング現象で過量に注入されるので注意する。
閉塞（過負荷）	●シリンジから患者の刺入部までの間に、閉塞がある。 ●患者の刺入部血管からの薬液の漏れ、詰まりがある。	●シリンジから刺入部まで、輸液ラインをたどり点検する。 ①三方活栓が閉まっていないか？ ②輸液ラインが血液や薬剤の結晶などで詰まっていないか？ ③薬液が漏れていないか？　刺入部周囲の発赤・腫脹・疼痛の有無を確認する。 ④輸液ラインの屈曲、刺入部付近の血管を圧迫する状況はないか？（前腕に針が留置されている時に、肘を強く屈曲させていないか、など） **注意！** 輸液ラインの内圧が高まっているため、急に詰まりを開放すると、一気に薬液が注入されてしまう。 ↓ 患者の輸液ラインへの接続部から外して、薬液をいったん流してしまい、ラインの内圧を下げてから接続し直すとよい。
残量+閉塞	●薬液がなくなり、注入が完了している。	●終了する時は電源を切る。 ●継続する時は、新しい薬液を準備したシリンジと交換する。
押し子／クラッチ	●内筒のつば（押し子）が外れている。	●三方活栓を閉じてから、シリンジをきちんとスライダー、シリンジホルダーにセットし直す。
操作忘れ（流量表示が点滅）	●開始ボタンを押し忘れたままになっている。	●開始ボタンを押して、注入を開始する。 ●注入が停止していた間にバイタルサインが変化していないか観察する。
	●停止したが、電源を切っていない。	●終了する時は、電源を切る。
バッテリー	●コンセントに接続されないまま使用している状況で、バッテリーの残量が少ない。	●コンセントに接続する。 ●充電ランプがついているか確認し、正常に作動していることを確認する。

巻末資料 薬剤の知識

経口薬の形状とその特徴

形状	種類		特徴	商品例	利点	欠点
固形剤	丸剤		球状のもの	正露丸	●味やにおいなどの不快な刺激がない ●携帯、保存に便利	●細かい服用量の調整がしにくい ●高齢者、幼児は服用しにくい ●内部の変質がわからない
	錠剤		円形状、楕円状、六角形など薬剤を一定の形に圧縮したもの			
		●糖衣錠	飲みやすく吸湿を予防	アリナミンF糖衣錠		
		●複効錠	薬剤の効果を延長するため積層に加工	ポララミン錠		
		●腸溶錠	胃内で変化せず胃粘膜を刺激しない、小腸内で変化し薬剤が溶出されるよう加工	KCL腸溶錠		
		●徐放錠	1回服用で治療効果を発現させるのに必要な薬剤を放出し、その効果を持続させるために徐々に薬剤成分を放出させるように加工	テオロング錠 アダラートCR錠		
		●チュアブル錠（咀嚼錠）	水なしで、口中で噛み砕いて服用できるよう加工	シングレアチュアブル錠		
		●口腔内崩壊錠	速やかに唾液で崩壊され水なしでも服用できるよう加工（高齢者の嚥下困難患者に適応できる）	ガスターD錠		
	カプセル剤	●硬カプセル	ゼラチンでつくったカプセル	ニトロールRカプセル		
		●軟カプセル	ゼラチン膜でつくったカプセル 中身は油状製剤が多い	エパデールカプセル		
粉末剤	散剤		1種類以上の粉末薬剤を混ぜたもの	フェニトイン散	●薬剤の効果が早い ●細かい服用量が調整できる ●乳幼児、高齢者でも服用できる	●飛散性が大きい ●味やにおいの悪いもの、刺激性のあるものは不向き
	顆粒剤		散剤を均一に顆粒状に加工	PL顆粒 ガストローム顆粒	●飛散性が少ない ●崩壊性を調節できる	●散剤と混和しにくい ●散剤に比べ溶解が遅い

巻末資料／薬剤の知識

形状	種類	特徴	商品例	利点	欠点
粉末剤	細粒剤	散剤と顆粒剤の中間の粒子	アキネトン細粒 デパケン細粒	●散剤との混和が可能 ●飛散性と付着性が少ない	
液状剤	内用水剤	薬剤を水に溶解させたもの	ジゴシンエリキシル（液）	●吸収が早い ●乳幼児、高齢者も飲みやすい	●腐敗、変質しやすい ●1回の服用量が不正確になりやすい ●携帯がしにくい
液状剤	振とう剤	主薬剤が軽量で散剤では服用しづらい不溶性、難溶性の薬剤を水と配合したもの、よく振って薬剤を均等にして服用	マーロックス懸濁内服用 ミルマグ		
液状剤	シロップ剤	白糖など甘味剤を含む水溶液に溶解した比較的濃厚なもの ドライシロップという服用する際、水やぬるま湯に溶かすものもある	デパケンシロップ ペリアクチンシロップ		

* 一般に水剤、散剤、顆粒剤、錠剤の順で吸収しやすいといわれる。
* 薬剤の形状は苦味、刺激性、臭いなどを少なく飲みやすくし、薬剤の安定性や吸収性など作用効果を最大限に生かせるよう考慮されている。よって固形剤を容易に粉砕し、服用することは避けるべきである。

経口与薬の服用時間とその意味について

服用時間	定義	適応	商品例	一般名
食前	食事約30分前	●胃粘膜に直接作用し、胃酸分泌を促進させ、食欲増進や食後の不快感を軽減させる場合	プリンペラン ナウゼリン	メトクロプラミド ドンペリドン
食前	食事約30分前	●胃粘膜に直接作用し、胃酸分泌を抑制したり、胃粘膜を麻痺させる場合	ブスコパン	ブチルスコポラミン臭化物
食前	食事約30分前	●食物の残存により吸収が阻害される場合	リファジン イスコチン	リファンピシン イソニアジド
食前	食事約30分前	●植物エキスは苦味や特異臭があり、食事後などでは悪心を引き起こすため	漢方薬	
食前	食事約30分前	●薬剤の効果と血糖上昇を上手に一致させ、抑制する場合	オイグルコン グリミクロン	グリベンクラミド グリクラジド
食直前	食事開始前約10分以内	●胃酸により薬剤の吸収が促進される場合	イトリゾール	イトラコナゾール
食直前	食事開始前約10分以内	●薬剤の効果と血糖上昇を上手に一致させ、抑制する場合	ベイスン	ボグリボース
食直後	食後すぐに	●薬剤の効果と血糖上昇を上手に一致させ、抑制する場合	オイグルコン グリミクロン	グリベンクラミド グリクラジド
食直後	食後すぐに	●胃内の食物残存で、薬剤の胃粘膜への刺激を軽減する場合	インダシン アスピリン	インドメタシン アスピリン
食直後	食後すぐに	●胃など消化管の食物の消化を促進させる場合	セブンイー・P	消化酵素複合剤

巻末資料　薬剤の知識

服用時間	定　義	適　応	商品例	一般名
食直後	食後すぐに	●胃内に食物残存がない空腹時に服用すると、薬剤吸収の低下や薬剤効果の減少、あるいは吸収がよすぎて副作用の出現、などが予想される場合	エパデール ペリシット	イコサペント酸エチル ニセリトロール
食後	食後約30分	●胃内に少し食物残存がある場合で、薬剤服用時間としては一般的、最も生活リズムに合わせた飲み忘れのない服用時間	多くの薬剤が食後服用である	
食間	食後約2時間	●胃や十二指腸などの粘膜に直接作用し、粘膜保護をする場合	アルサルミン コランチル	スクラルファート水和物 塩酸ジサイクロミン・水酸化アルミニウム配合剤
		●薬剤が食物と結合し、薬剤効果を低下させてしまう場合	フェロ・グラデュメット	硫酸鉄水和物
就寝前	就寝前約30分 (概ね21時頃)*	●夜半や早朝に薬剤効果をもたらしたい場合	下剤・催眠薬	
起床時	起床後で朝食30分以上前	●薬剤がもともと消化管からの吸収が低いため、確実に消化管に何も存在しない状態で服用したい場合	ボナロン ベネット	アレンドロン酸ナトリウム水和物 リセドロン酸ナトリウム水和物
時間薬	一定時間ごと	●有効血中濃度をある一定に保ちたい場合	麻薬、非ステロイド系鎮痛薬など癌性疼痛コントロール薬、抗不整脈薬、抗てんかん薬	
頓用	必要時、適宜	●発熱時、疼痛時、不眠時、狭心症発作時などの場合 ※解熱・鎮痛薬は胃腸障害を生じやすいため、服用時は少しでも食物が胃内にあるほうがよい。	ニトロペン その他：解熱・鎮痛薬、催眠薬	

＊ 就寝前約30分とは、概ね21時頃を意味していることが多い。

経口薬と注意すべき食事・嗜好品

薬　剤	食物・嗜好品	薬剤効果への影響（理由）
テトラサイクリン系抗生薬 ニューキノロン系抗生薬	牛乳・ヨーグルトなどの乳製品 （カルシウムを多く含むもの）	●消化管からの吸収を低下させ効果が減弱する
ワルファリンカリウム (抗凝固薬)	納豆、ほうれん草・ブロッコリー、クロレラ食品 （ビタミンKを含むもの）	●納豆菌が腸内でビタミンKを産生し、ワルファリンカリウムのビタミンK拮抗作用と競合する
レボドパ(パーキンソン病薬) メチルドパ(降圧薬)	高タンパク食、プロテインサプリメント	●タンパク質により、吸収が阻害され効果が減弱する
イソニアジド(抗結核薬)	チーズ、赤ワイン、ビール （チラミンを多く含むもの）	●薬剤のMAO阻害作用でチラミンが不活性化されず、血圧上昇や動悸などの副作用が出現する

巻末資料／薬剤の知識

薬剤	食物・嗜好品	薬剤効果への影響（理由）
テオフィリン （気管支拡張薬） アミノフィリン （強心・喘息治療薬）	コーヒー、紅茶 （カフェインを多く含むもの）	●カフェインには中枢神経系刺激作用があり、薬剤と併用すると中枢神経系刺激作用が増強される
	タバコ	●喫煙により肝代謝酵素が誘導されテオリフィンクリアランスが上昇し、血中濃度が低下する ●逆に禁煙によりテオリフィン血中濃度が上昇し、中毒症状が出現する場合もある
ジアゼパム （マイナートランキライザー） トリアゾラム（睡眠導入薬） エチゾラム（精神安定薬） クロナゼパム（抗てんかん薬）	アルコール	●アルコールには中枢神経抑制作用（眠気、精神運動機能低下など）があり、薬剤と併用すると中枢神経抑制作用が増強される
ニフェジピン （カルシウム拮抗薬）	グレープフルーツジュース 薄皮の白い筋や繊維が問題で、果肉そのものは問題ない	●薬剤の肝代謝を抑制し、血中濃度を高め作用を増強する
フェロミア・フェルムカプセル （鉄剤）	濃い緑茶、コーヒーなど （タンニン酸を多く含むもの）	●タンニンが鉄と結合し不溶性物質をつくり、吸収が阻害され、効果が減弱する

＊上記以外に、健康食品であるセント・ジョーンズ・ワート（和名：セイヨウオトギリソウ）は、強心薬、気管支拡張薬、抗てんかん薬、催眠・鎮静・抗痙攣薬、免疫抑制薬、経口避妊薬など多くの薬剤の血中濃度を低下させる作用が指摘されているため注意を要する。

主な点眼薬・眼軟膏

	主な作用	商品例
点眼薬	散瞳薬	アトロピン、ミドリンP、サイプレジン、ネオシネジン
	縮瞳薬	サンピロ、ウブレチド
	眼圧下降薬	チモプトール、リズモン、ベトプティック、キサラタン、レスキュラ、トルソプト
	抗菌薬	シセプチン、クラビット、ガチフロ、サンテマイシン、ベストロン、エコリシン
	ステロイド薬	リンデロン、フルメトロン、オルガドロン
	局所麻酔薬	ベノキシール、ラクリミン
	非ステロイド薬	ジクロード、ニフラン、インドメロール、ブロナック
	抗アレルギー薬	ザジテン、インタール、リザベン
	白内障治療薬	カタリンK、カリーユニ
	ビタミン薬	フラビタン、サンコバ
眼軟膏	抗菌薬	タリビット、エコリシン
	抗真菌薬	ゾビラックス
	ステロイド薬	ネオメドロール、リンデロンA
	ビタミン薬	フラビタン

巻末資料　　## 薬剤の知識

皮膚貼付剤／主なテープ剤

商品名	主な作用・適応	使用上の注意・留意点
デュロテップパッチ	麻薬性鎮静薬（フェンタニル）	●3日ごとに貼り替え癌性疼痛をコントロールする ●使用済テープは薬剤部（麻薬管理者）まで返却する
ニトロダームTTS	狭心症	●狭心症の発作緩解を目的とした治療には不適であるので、この目的のためには速効性の硝酸・亜硝酸エステル系薬剤を使用する。1日1回1枚を胸部、腰部、上腕部のいずれかに貼付する。なお、効果不十分の場合は2枚に増量する
フランドルテープS	狭心症、心筋梗塞＜急性期を除く＞その他の虚血性心疾患	●狭心症の発作緩解を目的とした治療には不適であるので、この目的のためには速効性の硝酸・亜硝酸エステル系薬剤を使用する
ホクナリンテープ	下記疾患の気道閉塞性障害に基づく呼吸困難など諸症状の緩解：気管支喘息、急性気管支炎、慢性気管支炎、肺気腫	●1日1回、胸部、背部または上腕部のいずれかに貼付する
ニコチネルTTS	禁煙が必要と診断された基礎疾患を持つ患者の禁煙の補助	●循環器疾患、呼吸器疾患、消化器疾患、代謝性疾患などの基礎疾患を持ち、医師により禁煙が必要と診断された禁煙意志の強い喫煙者が、医師の指導の下に行う ●1日1回1枚、24時間貼付する
ペンレス	静脈留置針穿刺時の疼痛緩和	●1回リドカインとして18mg（1枚）、静脈留置針穿刺予定部位に約30分間貼付する ●本剤除去後直ちに注射針を穿刺する

主な吸入薬

	一般名	商品例	剤型	薬理作用	与薬ポイント
ステロイド薬	プロピオン酸ベクロメタゾン	アルデシン	MDI	●抗炎症作用、抗体産生・免疫反応の抑制作用、気管支拡張薬との相乗効果があり、気管支喘息治療の第一選択薬 ● 効果発現に3～4日かかるが、継続することで喘息改善・発作予防に有効 ●経口投与や静脈内投与に比べ、全身性の副作用が著しく少ない ●定量噴霧式吸入器（MDI）の場合は、スペーサー（吸入補助具）を用いるほうが肺内沈着率が上がり、効率がよい	吸入後に必ずうがいをし、口腔内カンジダや嗄声を予防する
		キュバール	MDI		
	プロピオン酸フルチカゾン	フルタイド	DPI MDI		
	ブデソニド	パルミコート	DPI		
β2刺激薬	硫酸サルブタモール	サルタノールインヘラー	MDI	●交感神経の主にβ受容体に作用し、気管支を拡張する ●気管支に直接作用するため、即効性がある ●気管支喘息以外でも、COPD,気管支拡張症、慢性気管支炎など、気道閉塞のある疾患でも用いられることがある ●高血圧、心疾患、甲状腺機能亢進症、糖尿病のある患者では、投与に注意を要する	使用は1日3～4回まで。頻回に使用しすぎると心悸亢進、不整脈、振戦、頭痛などの副作用が出現する
		アイロミール	MDI		
	塩酸プロカテロール	メプチン	MDI		
	臭化水素酸フェノテロール	ベロテックエロゾル	MDI		

巻末資料／薬剤の知識

	一般名	商品例	剤型	薬理作用	与薬ポイント
β₂刺激薬	キシナホ酸サルメテロール（長時間作動型）	セレベント	DPI	●長時間（12時間）作用型のβ2刺激薬で、症状の発現予防に有用。吸入ステロイドとの併用で、より喘息のコントロールが可能	即効性はないため、発作時の使用には適さない
抗コリン薬	臭化イプラトロピウム	アトロベントエロゾル	MDI	●副交感神経に作用して、気道の収縮を抑制する ●COPDでは第一選択の薬剤の一つだが、気管支喘息では効果は限定され、発作時の使用には適さない	緑内障、前立腺肥大症の患者には、症状を悪化させる恐れがあるため、禁忌
抗コリン薬	臭化オキシトロピウム	テルシガンエロゾル	MDI		
抗コリン薬	臭化チオトロピウム水和物	スピリーバ	DPI		
抗アレルギー薬	クロモグリク酸ナトリウム	インタール	MDI DPI	●主に喘息の治療に使用される ●肥満細胞からの科学伝達物質遊離阻害作用により、気道の炎症の抑制や気道過敏症の改善などの効果がある	発作の予防が主体のため、発作時には無効

直腸内与薬に使用される主な薬剤

剤形	主な作用	商品例	一般名
固形	解熱・鎮痛作用	ボルタレン坐剤	ジクロフェナクナトリウム
固形	解熱・鎮痛作用	インダシン坐剤	インドメタシン
固形	制吐作用	ナウゼリン坐剤	ドンペリドン
固形	抗痙攣作用	ダイアップ坐剤	ジアゼパム
固形	鎮痛作用（麻薬）	アンペック坐剤	モルヒネ塩酸塩水和物
固形	痔の治療	ボラザG坐剤	トリベノシド・リドカイン
固形	排便	新レシカルボン坐剤	NaHCO₃、NaH₂CO₃ 炭酸水素ナトリウム・無水リン酸二水素ナトリウム
軟膏	痔の治療	ネリプロクト軟膏	吉草酸ジフルコルトロン・リドカイン

筋肉内注射適応の薬剤例

種類	商品例
ホルモン薬	E・Pホルモンデポー、エストリール・デポー
鎮痛消炎薬	カピステン
解熱薬	メチロン
鎮静薬	コントミン、セレネース
ステロイド薬	リンデロン
その他	ケナコルトーA、ビームゲン 硫酸アトロピン、エルシトニン

皮下注射適応の薬剤例

種類	商品例
インスリン製剤	ヒューマログ、ノボラピッド ペンフィル、ヒューマカート
予防接種	インフルエンザHAワクチン 麻疹生ワクチン
ホルモン薬	ゾラデックスデポ リュープリン
その他	塩酸モルヒネ、サンドスタチン、グラン、エスポー、アンペック、カプロシン

巻末資料　薬剤の知識

静脈注射と薬剤の投与速度

条　件	主な注射薬／商品例	投与ポイント
ゆっくりと （徐々に）	ボスミン、インデラル、レペタン ロピオン、ソルダクトン	
（できるだけ） 緩徐に	ロヒプノール、ホリゾン 静注用キシロカイン2% アネキセート、アルタット オメプラール、ガスター、カルチコール ソル・コーテフ、ソル・メドロール ヘルベッサー モダシン静注用、タゾシン静注用	
その他 （注射時間指定）	アキネトン注	3分以内で
	アレビアチン注	1分間に1mLを超えない速度で
	ドルミカム	1分以上かけて
	ワソラン	5分以上かけて
	サンリズム注射液50	10分間で
	フェジン	2分以上かけて
	ラジカット	30分かけて
	メキシチール注射液	5～10分
ワンショット禁 （点滴用）	イノバン、カタボンHi、オリベスK コアテック、ドブトレックス ニトロール注、ノバスタン注、ハンプ注射用1000 塩化カリウム、リン酸ニカリウム オウロスタンディン500	＊特にカリウム製剤は、不整脈、心停止をきたす恐れがあり、必ず希釈して1時間あたり20mEqを超えない速度で投与すること。

＊特にカリウム製剤は、不整脈、心停止をきたす恐れがあり、必ず希釈して1時間あたり20mEqを超えない速度で投与すること。
佐藤エキ子・高屋尚子・寺井美峰子編著：ナースがおこなう静脈注射.南江堂, 2005, p30より抜粋

静脈注射：溶解・投与時に注意を要する代表的な薬剤

商品名	溶解・投与時の注意
アシクロビル注	●アルカリ性のため他剤との混合禁忌（単独投与） ●1バイアル（250mg）を注射用水または生理食塩水10mLで溶解し、（1バイアルあたり）100mL以上で希釈する
アレビアチン注	●強アルカリ性のため他剤との混合禁忌（単独投与） ●生理食塩水を用いて希釈し、希釈後は1時間以内に使用
イントラリポス10%・20%	●配合変化を起こしやすいため、他剤と混合禁忌 ●TPN投与時は側管より投与
オメプラール注用	●アルカリ性のため他剤との混合禁忌（単独投与）

巻末資料／薬剤の知識

商品名	溶解・投与時の注意
コンクライトMg、Ca カルチコール注 塩カル注2%	●配合変化により白濁するため、リンを含む製剤（リン酸二カリウム）との混合禁忌
ソルダクトン注	●アルカリ性のため他剤との混合禁忌 ●生理食塩水、ブドウ糖液、注射用水で溶解する
エリスロシン注	●1バイアルに対し10mLの注射用水で溶解し、これを生理食塩水またはブドウ糖液で希釈し投与する
ハンプ注	●配合変化を起こしやすいため他剤との混合禁忌 ●必ず注射用水で溶解する（生理食塩水では結晶析出）
ファンギゾン注	●注射用水またはブドウ糖液で溶解する（生理食塩水では沈殿が生じる）
ナファッモスタット10・50	●配合変化が多いため他剤との配合禁忌（単独投与）
パナベート500	●配合変化が多いため他剤との配合禁忌（単独投与）
バクトラミン注	●溶解後、時間の経過に伴い結晶を析出するため、溶解後2時間以内に投与する ●溶解液が少ないほど結晶を析出しやすいため、1アンプルにつき75mL以上で希釈する
メイロン84	●ソリューゲンF、ソリタなどCaイオン含有製剤との配合禁忌（沈殿を生じる）
ホリゾン注	●配合変化が多いため、他剤との配合または希釈禁忌 ●原則として単独で2分以上かけて静脈注射する ●筋肉内注射はやむを得ない場合にのみ最小限にする
シプロキサン注	●配合変化が多いため他剤との配合禁忌（単独投与） ●血管痛や静脈炎予防のため、必ず100mL以上の生理食塩水やブドウ糖液で希釈し、30分以上かけて投与する

輸液ポンプ・シリンジポンプで投与される主な薬剤

ポンプ	流量	主な薬剤	輸液セット・延長チューブ
輸液ポンプ	10mL/h以上	高カロリー輸液 カテコラミン製剤（DOA,DOB） 降圧薬（ジルチアゼムなど） ヘパリン〈単位/h指定〉 など	●輸液ポンプ用輸液セットを用いる ●定量筒付き輸液セットは、投与量を定量筒でも確認できる ●ニトログリセリンは時間輸液量が微量で、通常の輸液セットでは薬剤が吸着するため、非ポリ塩化ビニール製輸液セットを使用する
シリンジポンプ	10mL/h以下	インスリン〈単位/h指定〉 カテコラミン製剤（NAD） 降圧薬 麻薬（塩酸モルヒネなど） 鎮静薬 利尿薬（フロセミド） など	●硝酸イソソルビド（ニトロールなど）やニトログリセリンは、非ポリ塩化ビニール製の延長チューブを用いる

看護技術 DVD学習支援シリーズ
新人ナース・指導者必携!
安全で確かな与薬 ❶

参考文献

● 与薬に必要な確認作業

1) 芳賀繁, ほか:「指差呼称」のエラー防止効果の室内実験による検証.産業・組織心理学研究9(2):107-114,1996.

CHAPTER ❶ 経口薬の与薬

1) 聖路加国際病院:看護手順 2006年度版.
2) 藤野彰子, 長谷部佳子監修:看護技術ベーシックス.医学芸術社, p344-353,2005.
3) 井上幸子, ほか編:看護学大系第9巻 看護の方法[4].日本看護協会出版会,p23-24,1995.
4) 坪井良子, 松田たみ子編:考える基礎看護技術Ⅱ 第3版.ヌーヴェルヒロカワ, p423-424,2002.
5) 荒井有美:目からウロコのクスリ問答.医学書院, p102-108,110-117,118-126,2005.
6) 川尻桂子:与薬.臨牀看護32(7):969,2006.
7) 中原保裕:ナース・薬剤師のためのくすりの話 改訂第3版.学習研究社, p14-19,2004.
8) 澤田康文:薬の効果に影響を及ぼす食品と嗜好品一覧.日本医師会雑誌116(10):385-386,1996.
9) 栃木県病院薬剤師会薬業務委員会:「患者様への待遇」と「食品とクスリの相互作用一覧表」.第一印刷株式会社,2003.
10) 伊賀立二編:JJNスペシャル59 ナースのためのおくすり相談Q&A.医学書院, p114-115,1998.
11) 田中越郎:イラストでまなぶ薬理学.医学書院, p216-217,2004.
12) 吉澤理編:NCブックス 看護技術を根拠からマスターしよう.医学芸術社, p111-113,2004.
13) 志田容子, ほか:誤嚥予防のポイントをまとめてください.臨牀看護30(4):455-458,2004.
14) 芝田里花:側臥位での食事の介助はどのように行いますか?臨牀看護30(4):463-466,2004.
15) 竹内友美:ファウラー位、端坐位での食事の介助はどのように行いますか?臨牀看護30(4):467-470,2004.
16) 川島みどり監修:実践看護技術学習支援テキスト 基礎看護学.日本看護協会出版会, p212-215,2003.

CHAPTER ❷ 点眼・点入

1) 聖路加国際病院:看護手順 2006年度版.
2) 藤野彰子, 長谷部佳子監修:看護技術ベーシックス.医学芸術社, p362-365,2005.
3) 村上美好監修:写真でわかる基礎看護技術2.インターメディカ, p7-13,2006.
4) 関口恵子:知りたいことがすぐわかる臨床看護技術Q&A.南江堂, p71-72,2005.
5) 井上幸子, ほか編:看護学大系第9巻 看護の方法[4].日本看護協会出版会, p47-49,1995.

CHAPTER ❸ 皮膚貼付剤の貼付

1) 大谷道輝:スキルアップのための皮膚外用剤Q&A.南山堂, p24-25,76-78,88-91,2005.

2)　藤野彰子,長谷川佳子監修：看護技術ベーシックス.医学芸術社,p358-361,2005.

CHAPTER 4　吸入薬の与薬

1)　伊賀立二編：JJNスペシャル59 ナースのためのおくすり相談Q&A.医学書院,p40-43,1998.
2)　赤柴恒人：エキスパートナースMOOK(33),カラー版呼吸のしくみとその管理.照林社,p82-88,1999.
3)　延近久子,中島洋子責任編集：エキスパートナースMOOKセレクト,新版わかりやすい看護処置マニュアル.照林社,p6-11,2003
4)　石黒仁美,佐野靖之：喘息治療はいま,こう変わってきている.エキスパートナース18(11):50-55,2002.
5)　山口早月,ほか：吸入・吸引の知識と技術.臨牀看護31(4):479-483,2005.
6)　吉田聡,高野義久編：JNNスペシャル71 実践呼吸器ケア.医学書院,2002.
7)　山田安彦：剤形別くすりの知識 第8回外用剤4 吸入剤.看護学雑誌68(11):1128-1132,2004.
8)　境田康二,金弘：人工呼吸中の吸入療法―エアゾール療法―.救急医学22(10):1195-1198,1998.

CHAPTER 5　直腸内与薬

1)　藤野彰子,長谷部佳子監修：看護技術ベーシックス.医学芸術社,p354-357,2005.
2)　村上美好監修：写真でわかる基礎看護技術2.インターメディカ,p23-29,2006.
3)　井上幸子,ほか編：看護学大系第9巻 看護の方法[4].日本看護協会出版会,p24,1995.
4)　関口恵子：知りたいことがすぐわかる臨床看護技術Q&A.南江堂,p67,2005.
5)　高屋尚子：浣腸による事故.ナーシングトゥデイ13(9):15,1998.
6)　聖路加国際病院：看護手順 2006年度版.

CHAPTER 6　筋肉内注射

CHAPTER 7　皮下注射

CHAPTER 8　皮内注射

1)　聖路加国際病院：看護手順 2006年度版.
2)　川島みどり監修：実践看護技術学習支援テキスト 基礎看護学.日本看護協会出版会,p216-223,2003.
3)　村上美好監修：写真でわかる基礎看護技術1.インターメディカ,p6-35,2006.
4)　氏家幸子,阿曽洋子：基礎看護技術II.医学書院,p71-93,1996.
5)　井上幸子,ほか編：看護学大系第9巻 看護の方法[4].日本看護協会出版会,p56-65,1995.
6)　藤野彰子,長谷部佳子監修：看護技術ベーシックス.医学芸術社,p366-381,2005.
7)　宗廣妙子：注射部位の正しい選択ができますか?臨牀看護29(3):344-350,2003.

参考文献

CHAPTER 9 静脈注射（ワンショット、点滴静脈注射）

1) 日本看護協会：静脈注射の実施に関する指針．日本看護協会，p4,6-7,19,184,2003．
2) 村上美好監修：写真でわかる臨床看護技術．インターメディカ,2004．
3) 佐藤エキ子,高屋尚子,寺井美峰子編著：ナースがおこなう静脈注射,安全に実施するための知識と技術．南江堂,2005．
4) 上村いつ子,市村真理子,廣瀬京子編著：安全・確実に行うための最新注射・輸液マニュアル．日本看護協会出版会,2005．
5) 高田早苗,川西千恵美編：エビデンスに基づく注射の技術．中山書店,2006．
6) 藤野彰子,長谷部佳子監修：看護技術ベーシックス．医学芸術社,2005．
7) 繁田正毅編：ビジュアル基本技術4 カラー写真でよくわかる！注射・採血法．適切な進め方と安全管理のポイント．羊土社,2006．
8) 坂本すが監修：ナースのための看護技術ガイドPart1．エキスパートナース増刊22(6)．照林社,2006．
9) 聖路加国際病院：看護手順 2006年度版．

CHAPTER 10 中心静脈注射の準備・介助・管理

1) 聖路加国際病院：看護手順 2006年度版．
2) 聖路加国際病院：中心静脈カテーテル挿入（CVC）および末梢静脈挿入中心カテーテル挿入（PICC）ガイドライン．
3) 井上善文：早わかりノートシリーズ 早わかり静脈栄養（TPN）管理ノート．照林社,2006．
4) 南保幸代：中心静脈栄養法（中心静脈カテーテルの挿入介助と管理）．エキスパートナース増刊22(8)：8-21,2006．
5) 村上美好監修：写真でわかる臨床看護技術．インターメディカ,p22-33,2004．
6) 矢野邦夫訳：血管内カテーテル由来感染予防のためのCDCガイドライン．メディカ出版,2003．
7) 東口高志編：ナーシングケアQ&A 第8号 全科に必要な栄養管理Q&A．総合医学社,p104-105,2005．

CHAPTER 11 輸液ポンプ・シリンジポンプの準備と管理

1) 村上美好監修：写真でわかる臨床看護技術．インターメディカ,p47-62,2004．
2) 聖路加国際病院：看護手順 2006年度版．
3) 佐藤エキ子,高屋尚子,寺井美峰子編著：ナースがおこなう静脈注射,安全に実施するための知識と技術．南江堂,2005．
* 日本光電、テルモほか、各メーカーの取扱説明書を参考にした。

編集後記

　私が新人ナースとして就職してまもない頃、術前投薬の筋肉内注射を行うことがあった。朝の忙しい時間で、まだ自分ひとりでは実施したことがなく、正直自信がなかった。そんな私を知ってか先輩ナースが注射の時間に合わせて患者のベッドサイドに来てくれ、注射部位を一緒に確認し、注射器の持ち方も指示してくれ、無事、筋肉内注射をすることができた。本書はまさにこのような状況下で活用してもらえるものである。

　本書を作成するにあたり、聖路加国際病院のベテランナースたちに協力してもらったが、彼女たちといつも念頭に置いたのは、テキストに記載した基本手順が実際に動作として行えること、また、とにかくわかりやすく、大切なことを理解してもらえることであった。

　説明不足、わかりにくい部分があれば、ご指摘いただければありがたい。

　ご意見、ご批判があれば、ぜひお聞かせいただきたい。

　最後に、本書を作成するにあたり、執筆および撮影に尽力してくれた当院のナースたち、医師には本当に感謝している。また、インターメディカ・赤土正幸社長、小沢ひとみ様ほか、多くの方々にも感謝申し上げたい。

2007年1月吉日

高屋　尚子

看護技術 DVD学習支援シリーズ
新人ナース・指導者必携!
安全で確かな与薬 ❶

2007年4月1日　第1版第1刷発行

［監　修］　日本看護協会教育委員会
［編　集］　髙屋尚子
［発行人］　赤土正幸
［発行所］　株式会社インターメディカ
　　　　　　〒102-0072 東京都千代田区飯田橋2-14-2
　　　　　　TEL.03-3234-9559
　　　　　　FAX.03-3239-3066
　　　　　　URL　http://www.intermedica.co.jp
［印　刷］　大平印刷株式会社

Ⓒ社団法人 日本看護協会, 2007

ISBN978-4-89996-177-2
定価はカバーに表示してあります。